AVIS AUX MALADES

sur l'emploi

des

PURGATIFS.

AVIS
AUX MALADES

sur l'emploi

DES PURGATIFS,

d'après la doctrine

DE

l'Humorisme moderne.

Par Ch. LE MAOUT, Pharmacien,

Essayeur de la garantie pour les matières d'or et d'argent.

La vie est dans le sang.

(*Moïse*)

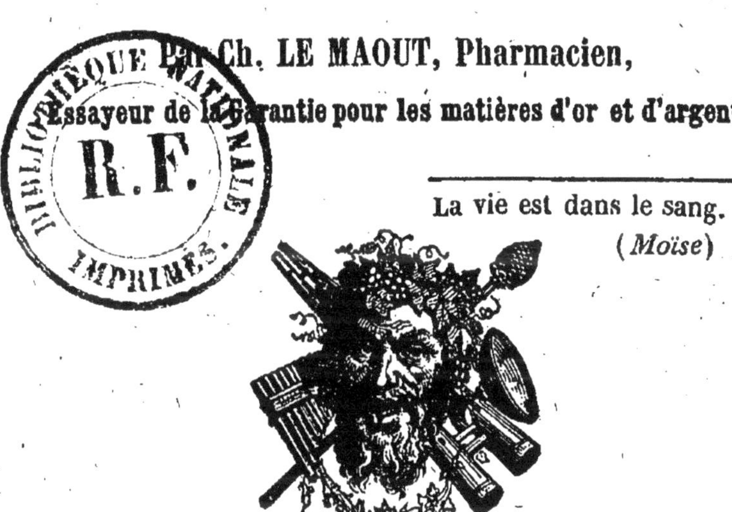

Se trouve chez l'auteur.

SAINT-BRIEUC.

1848.

Imprimerie de LE MAOUT , à Saint-Brieuc.

＊＊＊

Cette brochure renferme des conseils que nous adressons aux malades, avec la certitude qu'ils leur seront d'une grande utilité. Nous les engageons donc à la lire avec attention, en se pénétrant bien de la doctrine qui y est exposée, doctrine qui est d'ailleurs d'une grande simplicité, et nous espérons (fussent-ils même abandonnés des médecins) qu'ils y trouveront de nombreux *sujets de consolation.*

Nous voudrions pouvoir en dire autant aux hommes de l'art, sous la main desquels le hasard fera tomber ce livre. Nous pensons, quelque indigne qu'il puisse leur paraitre de fixer leur attention, qu'ils feront prudemment de ne pas s'aventurer à le lire, car il renferme des principes *révolutionnaires* tellement *subversifs* des connaissances modernes, que, s'ils venaient à en admettre quelques uns, ils pourraient être logiquement entrainés à les adopter tous, et ils se trouveraint alors dans l'obligation de répudier leur passé et d'entrer dans des voies nouvelles, c'est-à-dire quelque peu diamétralement opposées à celles suivies par eux jusqu'alors. Or, il leur serait aussi pénible, après s'être nourri l'esprit des doctrines absurdes professées dans les facultés, et les avoir, plus ou moins de temps, mises en pratique, de se débarrasser subitement de leurs hérésies physiologiques, qu'il serait affligeant pour un bon chrétien de changer de religion au milieu de sa carrière. Nous sommes ainsi faits.

Nous ne pouvons donc nous adresser, dans ce livre, avec quelque espoir d'être utile, qu'à des gens dont l'esprit n'a pas été imbu des doctrines des écoles ; aussi est-ce exclusivement pour eux qu'il a été écrit.

Cet ouvrage est le premier de ceux où l'*humorisme* aura été exposé en un corps de doctrine, ayant ses principes à part, bien définis, bien arrêtés, débarrassés de cette obscurité de termes dont les anciens humoristes masquaient l'obscurité de leur pensée, et n'offrant rien de contraire à l'état actuel des connaissances physiques ; il est le premier où la *cause* des maladies, isolée de ses effets, aura été *matérialisée*, rendue saisissable et susceptible, en tout temps, d'être éliminée de l'organisme, à l'aide des agens spéciaux mais nombreux, ~~comme~~ connus sous le nom d'*évacuants.*

C'est dire assez que l'art médical tout entier réside dans l'*humorisme,* — et ne peut être *nulle part ailleurs.*

＊＊＊

ERRATA.

TRAITEMENT.

La médication exposée dans ce livre et appliquée à la pluralité des maladies est la médication *purgative*.

Elle consiste dans une *succession* d'effets obtenus à l'aide de doses réitérées de la solution alcoolique résineuse, connue sous le nom de *Teinture purgative*.

Ces doses doivent être *multipliées* et *rapprochées*, selon la gravité du mal.

Si celui-ci réside dans la tête ou les *régions supérieures du corps*, on fera précéder l'usage du *purgatif* de l'administration d'une dose d'*Elixir vomi-purgatif*. Cet évacuant débarasse les *voies hautes* et facilite le *passage* des premières doses *purgatives*. Faute d'avoir débuté par là, on rejette souvent celles-ci.

Si le mal réside dans les parties *inférieures*, la médication purgative suffira. La guérison serait néanmoins *accélérée*, si on débutait par une dose de *vomi-purgatif*.

Imprudences à éviter pendant le traitement.

Durant l'effet des évacuants (*vomitif* ou *purgatif*), qui se prolonge souvent de douze à vingt quatre heures, les *humeurs* affluent vers le tube digestif.

Il est alors *de la plus grande imprudence* d'en arrêter subitement le cours. Cette interruption dans l'écoulement des humeurs est inévitablement déterminée par l'usage

de boissons *froides* (eau, cidre, bierre, lait, etc.);

de boissons *spiritueuses* (vin, eau-de-vie, liqueur, punch);

de *crudités*, telles que salade, artichaux, fruits, surtout ceux de saveur *acide*.

On devra donc s'en abstenir d'une manière presque absolue, ou du moins n'en user que par quantités *très minimes* à la fois.

Faute d'avoir pris cette précaution, on sera exposé aux vomissements et à éprouver de fortes coliques. Il pourra même en résulter *les plus funestes conséquences*.

On a d'autant plus de tendance à commettre ce genre d'imprudence, qu'on ressent, pendant plusieurs heures après avoir pris les *évacuants*, une soif des plus vives.

II.

Activité du traitement.

A. Les affections anciennes ou *chroniques* ne réclament pas une médication active : deux ou trois doses purgatives par semaine sont ordinairement suffisantes; mais le traitement est généralement long, parce qu'il y a souvent altération profonde des fluides et que la régénération de ceux-ci ne s'opère que lentement.

S'il survient cependant des symptômes inquiétants qui indiquent soit une aggravation du mal, soit une maladie nouvelle, il faut alors rapprocher les doses, jusqu'à ce que le danger ait disparu.

B. Dans les affections *aiguës légères*, une dose vomitive et quelques doses purgatives suffisent.

Dans les affections *aiguës graves*, on doit administrer chaque semaine une dose vomitive et trois doses purgatives.

Dans les affections *aiguës très-graves*, où les symptômes qu'on observe font craindre une terminaison fatale prochaine, comme aussi dans les cas de vives souffrances, les doses purgatives doivent être rapprochées et répétées toutes les 12 ou 15 heures, jusqu'à ce que l'état du malade soit amélioré : on revient alors au traitement indiqué à l'alinéa précédent. Mais tant que les accidens n'ont pas disparu, on doit continuer en rapprochant les doses.

Voici le mode d'administration de chacun de ces évacuants, selon leur ordre d'emploi.

I°

Emploi de l'Élixir vomi-purgatif.

La première indication à remplir, quand l'état du malade ne s'y oppose pas (voir des *vomitifs*, page XLVII) est de débarrasser les *voies hautes:*

On y parvient par l'emploi de l'élixir *vomi-purgatif.*

L'administration de ce médicament doit *précéder d'un jour* celle de la *Teinture purgative.* -

Manière d'en faire usage.

L'*Élixir vomi-purgatif* se prend le matin, à jeun, — ou dans le courant du jour, — 6 à 8 heures après avoir mangé.

Les personnes *faibles* de tempérament ou affaiblies par la maladie, les femmes *délicates* et les *enfans* peuvent prendre l'*élixir*, mitigé avec une quantité double de *thé* chaud et sucré, qui en atténue beaucoup la force.

Dose à prendre selon l'âge et la force des sujets.

Deux cuillerées à *bouche* aux adultes.

Une cuillérée idem aux adolescents, aux femmes délicates et aux vieillards.

Deux cuillerées à *café* aux enfans de 6 à 8 ans.

Une cuillérée idem aux enfans moins âgés.

Insuffisance de la dose administrée.

Si, *deux heures* après avoir pris l'*Elixir vomi-purgatif*, il était resté sans effet, on en prendrait une nouvelle dose, ou au moins une demi-dose.

On doit obtenir, tant par le haut que par le bas, 6 à 8 évacuations. Si le nombre en était moindre, on n'aurait pas pris le *vomi-purgatif* en assez grande quantité. La première fois qu'on en prendrait, on en augmenterait sensiblement la dose.

Moyen d'arrêter les vomissements.

Plus les évacuations sont nombreuses, plus la guérison est prompte.

Néanmoins, si les vomissemens se prolongeaient trop et fatiguaient le malade, on les arrêterait, en prenant une infusion *chaude* et *sucrée* de thé, de feuilles d'orangers ou de fleur de tilleul, boissons qui font *couler* le vomitif par les voies bases.

Si, malgré cela, les vomissemens persistaient, on prendrait une tasse de bouillon *gras* ou de lait doux sucré, dans laquelle on ferait fondre gros comme une aveline de *beurre* frais. Les vomissemens s'arrêteraient aussitôt.

Régime à observer.

Deux ou trois heures après la cessation des vomissemens, on pourra prendre quelque aliment *léger*, en s'en tenant d'abord à du bouillon *coupé*, pour ne pas fatiguer l'estomac, rendu très impressionnable. On s'exposerait, en agissant autrement, à provoquer de nouveaux vomissemens.

On *évitera surtout* de boire de l'eau *froide*, du cidre ou des laitages *froids* et des boissons spiritueuses. On s'abstiendra de *crudités*, telles que salades, artichaux, fruits, etc.

II°

Emploi de la Teinture purgative.

Elle se prend toujours le lendemain du jour où l'on a pris le *vomi-purgatif*.

On l'administre le *matin* — *à jeun*, s'il est possible, ou au moins 6 heures après avoir mangé.

Pour cela, on en mesure dans un verre, à l'aide d'une cuiller, la quantité prescrite, et on la boit, autant que possible, d'un seul trait.

On peut prendre aussitôt, pour se nétoyer la bouche et faire disparaître la saveur de la teinture, un demi-verre d'*eau sucrée*.

Dose à prendre selon l'âge et la force des sujets.

Deux cuillerées à *bouche* aux adultes.

Une idem aux adolescents, aux femmes et aux vieillards,

Deux cuillerées à *café* aux enfans de 8 à 4 ans.

Une idem à ceux d'un âge inférieur.

Insuffisance de la dose.

Si la dose employée ne détermine pas 8 à 10 évacuations, elle est *insuffisante*. On devra en prendre de nouveau une *demi dose* et même une dose *entière*, si cette demi dose restait sans effet.

Enfin, on pourra *tripler* et même *quadrupler* la dose première, si cela est nécessaire pour obtenir le résultat que l'on attend. On mettra seulement entre chaque dose l'espace de 5 heures, pour laisser aux précédentes le temps d'agir. Il n'y a à cela aucun inconvénient, puisque tout est ensuite évacué avec les selles

Nota. Il arrive quelquefois que le purgatif est rejeté sans avoir opéré. Cela tient à ce qu'on n'a pas *suffisamment* débarrassé les *voies hautes*. Dans ce cas, on prend le lendemain, une nouvelle dose de *vomi-purgatif*, et le jour suivant une dose purgative.

Jamais, du reste, on ne prendra, le *même jour*, le *vomitif* et le *purgatif*. On ne pourrait que s'en trouver mal.

Il a été remarqué que par l'usage prolongé des *purgatifs*, en général, le tube digestif devient moins impressionnable et qu'on est obligé, au bout d'un certain temps, pour produire le même effet, d'en accroître notablement la dose.

Régime à observer.

Contrairement à l'usage général, *on évitera de boire* pendant l'effet du purgatif, — ou au moins avant les cinq ou six premières évacuations, et cela pour ne pas *affaiblir* l'effet du remède. On pourra alors prendre du bouillon et, dans la soirée, un potage et quelque aliment *léger*, afin de ne pas fatiguer les organes digestifs.

Dans aucun cas, on ne prendra, pendant l'action purgative, c'est-à-dire dans la journée, de boissons *froides* (eau, cidre, bierre, laitages), lesquelles causeraient de fortes coliques, et surtout de boissons *spiritueuses* (vin, eau-de-vie, liqueur, punch, etc.) On s'exposerait, en en usant, aux plus désastreux accidens. Nous ne pouvons trop insister sur cette recommandation.

Cependant, comme, le jour où l'on se purge, on éprouve ordinairement une soif assez vive, on pourra prendre de l'eau rougie ou de l'eau pure, mais par *petittes quantités à la fois*.

On s'abstiendra de toutes *crudités*, telles que salades, artichaux, fruits et, en général, de légumes qui conviennent peu, même lorsqu'ils sont cuits. On évitera aussi l'usage d'alimens de *haut goût*, fortement salés ou épicés, de viandes grasses, du lard, du beurre qui engendrent la bile.

Répétition de la médication purgative.

On répétera cinq ou six fois l'usage de la *teinture purgative*, en mettant entre chaque dose *un*, *deux* ou *trois* jours d'intervalle, selon la gravité de la maladie, et l'on prendra au moins cinq ou six doses *purgatives* contre une *vomitive*.

Ce traitement peut être ainsi prolongé plusieurs mois. Plus il durera, plus la purification ou plutôt la régénération des fluides sera complète, car il ne s'agit pas seulement d'éliminer de l'organisme les fluides viciés, mais aussi de remplacer ceux-ci par les élémens d'un sang nouveau, riche en fibrine; et cette régénération du sang ne peut se faire qu'à la longue.

Il est de certaines affections peu graves qui disparaissent à la *première* ou à la *seconde* dose purgative; mais ces affections sont alors sujettes à revenir.

Enfin, après guérison complète et aussi radicale que possible d'affections graves, il est encore prudent de prendre de temps à autre, *deux* ou *trois* fois par an, par exemple, une dose purgative, et cela dans le but de *dériver* le cours de certaines humeurs, de les empêcher de se porter vers tel ou tel point de l'organisme. On a, en effet, remarqué que longtemps après la guérison, elles conservent une *tendance prononcée* à se diriger vers les points où elles ont déjà flué.

Ordre des Matières.

Traitement.

Doctrine.

Applications.

Notice sur PELGAS.

Pelgas, auteur de la méthode que nous propageons, fut un modeste praticien, originaire de La Haie près Lions, qui quitta ce pays pour aller habiter l'Anjou et les provinces voisines.

Reçu maître en chirurgie, il se donna tout entier à la pratique médicale et doit être regardé comme l'auteur de la découverte de la cause *prochaine, intrinsèque* et *efficiente* des maladies. C'est encore lui qui a révélé les effets des purgatifs *répétés*, de la purgation *continue*, ignorée des anciens et des modernes, et qui suffirait pour sauver son nom de l'oubli.

Il fut élève de Le Cat, célèbre chirurgien de son temps, qui exerçait à Rouen. Il quitta la Haute-Normandie pour aller utiliser ses connaissances dans les provinces du Maine, de l'Anjou, du Poitou et de la Bretagne, « recher-
» chant les pays couverts, les bords des rivières et tous
» les lieux où se trouvaient particulièrement de vieilles
» plaies, des ulcères, des écrouelles, humeurs froides,
» douleurs et autres maladies chroniques réputées incu-
» rables, communes dans ces contrées, généralement
» moins saines que la Haute-Normandie. Là, il vit et se
» convainquit que sa conception, relative à la cause et
» au traitement des maladies, n'était pas une idée systé-
» matique; qu'elle était bien réellement ou équivalem-
» ment la *nature prise sur le fait.* Ayant à lutter contre
» les préjugés du temps, il lui fallut aller où il y avait
» des malades qui eussent appris, à force de souffrance,
» à repousser ces dangereux ennemis. »

Pelgas, appliquant les deux grandes vérités par lui trouvées, obtint dans le pays nantais, l'Anjou, le Maine et une partie du Poitou, des succès éclatants qui ameutèrent contre lui ses confrères. Il fut assez heureux, en employant sa méthode de traitement, dans une fièvre épidémique des plus graves, pour guérir environ 1500 malades, et cela, pour la modique rétribution de 5 *livres* l'un : ce qui ne fut pas pour lui un titre à la bienveillance de ses confrères. Ceux-ci, en effet, se déchaînèrent contre lui et lui firent subir de véritables persécutions. Ils parvinrent même, un jour, à l'aide du procureur fiscal d'une juridiction seigneuriale (ceci se passait avant la révolution), à faire saisir et vendre à leur profit, son cheval qu'il avait remisé dans une auberge de campagne, tandis que, par des sentiers, il était allé voir des malades, et cela sous le prétexte qu'il avait dépassé les limiles de la juridiction de la communauté qui l'avait reçu maître. Mais rien ne put altérer la bonté, le désintéressement et le zèle plein de charité dont il fit constamment preuve auprès des malades.

Il publia sa doctrine, dans un opuscule in-8°, de 100 pages environ, dont il fit hommage au *Corps législatif* qui en ordonna le dépôt à sa bibliothèque. Ce livre portait pour titre : *De la cause interne des maladies*. (Voir le *Moniteur* des 25 et 26 nivose an X).

Atteint d'asthme et d'hydropisie, à l'âge de 40 ans, il se soumit à sa méthode de traitement et parvint à prolonger ses jours jusqu'à l'âge de 72 ans.

Pelgas a réhabilité l'*humorisme*. Son nom passera à la postérité, malgré les déchaînemens de l'envie. Des praticiens qui, la plupart, n'ont *aucune notion* de sa découverte (parce qu'elle ne leur a été enseignée dans aucune faculté) peuvent lancer sur elle leurs anathèmes, répéter les *lieux-communs* dont on s'est servi, pendant quarante ans, pour leur fausser l'esprit : ils ne prouveront qu'une chose, leur ignorance ou leur mauvaise foi. Sans doute, il est pénible, en jetant, pour la première fois peut-être, un œil observateur sur sa pratique médicale, de reconnaître qu'on a constamment fait *fausse route* ; que, les yeux couverts d'un voile épais, on n'a vécu que dans les *ténèbres*, marché qu'à *tâtons*, guéri que par *hasard* et qu'un nombre considérable de malades, dociles et confians en nous, ont été victimes de notre ignorance. C'est là une nécessité à laquelle il est difficile de se résigner ; mais il faut pour cela plus que de la bonne foi : il faut encore de l'intelligence.

Quand l'illustre et infortuné Lavoisier eut annoncé son immortelle découverte de la décomposition et de la récomposition de l'eau, il rencontra, dans le monde savant, une opposition formidable. Les vétérans de la science ne purent se résoudre à voir renverser la doctrine des *quatre élémens*, qu'ils avaient toute leur vie admise et professée, et substituer des idées si étranges à celles reçues de tous. Parmi eux, Baumé, homme d'un mérite réel cependant, mais mû par un sentiment d'amour-propre poussé à l'excès, malgré les expériences publiques si concluantes, si décisives sur la composition de l'eau, refusa *jusqu'à la mort*, de reconnaître la vérité de la nouvelle doctrine.

Voilà l'histoire de toutes les révolutions dans les sciences et les arts : on commence par nier par ignorance, on finit par contester par mauvaise foi.

Résumé de la doctrine de Pelgas.

La médication *évacuante* ou *éliminatrice* qui repose entièrement sur la doctrine de l'*humorisme*, est fondée sur ces principes :

I. Toutes nos maladies (au moins les 19 vingtièmes d'entr'elles) ont pour cause directe ou indirecte une *altération* plus ou moins grande du sang ou des liquides auxquels il donne naissance.

II. Ces fluides *viciés*, vulgairement connus sous le nom d'*humeurs*, déterminent dans l'organisme, par leur réaction sur les *solides* ou même sur le sang, les divers cas de maladie qui se manifestent sous des apparences si variées.

III. La suppression de cette *cause*, par l'emploi répété des *évacuants* (et particulièrement des *purgatifs* qui, en provoquant d'abondantes sécrétions du tube intestinal, *purifient* la masse du sang), arrête souvent instantanément la marche du mal et dissipe ensuite celui-ci *progressivement* et d'une manière d'autant plus complète, qu'en *soustrayant* de l'organisme les liquides *viciés*, on a remplacé ceux-ci, par une alimentation très-*substantielle*.

Pelgas, proclama, *il y a soixante ans*, ces grandes vérités, entrevues par les anciens et méconnues des modernes.

Il est le premier qui ait osé introduire dans l'art médical ce raisonnement logique, saisissant de vérité :
« Nos maladies étant dues à une seule et même cause,
» doivent être soumises à un traitement identique, — va-
» riable seulement par son énergie et sa durée, selon
» l'intensité du mal ou les complications qu'il peut pré-
» senter. »

Avis essentiel.

Avant de passer outre, faisons savoir que, *contrairement* à l'acception reçue en médecine et *conformément* à celle qui lui est assignée dans le peuple, le mot **Humeur** exprime pour nous un principe de consistance molle ou liquide, *vicié*, *altéré dans sa nature*, — et que nous réservons exclusivement le mot **Fluide** à tous les liquides de l'organisme, tels qu'ils existent dans *l'état sain*.

Des Humeurs.

On doit entendre par *humeur* tout liquide tirant directement ou indirectement son origine du sang, inutile ou nuisible aux besoins de l'organisme, *et dont la présence se
manifeste par un trouble fonctionnel quelconque.* Toute
humeur est le produit de l'altération des fluides et doit
être rangée parmi les *détritus* de l'économie, que les
seules fonctions vitales devraient suffire pour éliminer.

Malheureusement, il n'en est pas toujours ainsi. Le climat,
notre constitution, notre alimentation et toutes nos habitudes, en général, modifient puissamment le jeu de nos
organes, et conséquemment, la composition des *fluides*
qui les baignent ou les alimentent. L'état de santé le plus
parfait est celui dans lequel chacun de nos organes, recevant un exercice proportionné à ses besoins, élimine
spontanément de l'économie tout ce qui peut, par sa
présence ou le résidu qu'il y laisse, en entraver ou seulement en ralentir les fonctions.

Toutefois, il est un grand nombre de cas où, sous les
apparences d'une excellente santé, les *humeurs* existent
à l'état *latent*, particulièrement chez les personnes lentes
à se mettre en mouvement. En effet, celles-ci font-elles
un exercice violent ou continu, ou impriment-elles à
leurs organes, à l'aide d'un vomitif, par exemple, une
certaine agitation, à l'instant ces humeurs *cachées* décèlent leur présence par une sensation de lassitude générale ; c'est qu'alors la circulation a été activée et que les
humeurs ont été réellement mises *en mouvement.* Et la
meilleure preuve de ce que nous avançons, c'est que,
si elles recommencent, ces humeurs *une fois expulsées*,
à l'aide d'évacuants, ces personnes ne ressentent plus la
même lassitude, le même brisement des membres.

Essayons de faire ressortir, par la citation de faits faciles à vérifier, les *vérités* sur lesquelles repose la doctrine
des *humeurs* ; montrons le volume, la couleur, la diffé-
rente densité de celles-ci ; l'âcreté, la fétidité et les propriétés morbifiques qu'elles sont susceptibles de contracter.

Première vérité.

Si l'on traite, à l'aide d'un liquide tonique ou astringent, une inflammation aiguë des paupières (irritation
avec rougeur, douleur et tuméfaction), les *premières*
larmes répandues seront d'une saveur tellement acide et
brûlante qu'elles attaqueront souvent l'épiderme des joues
et y laisseront une trace de leur passage. Celles qui sui-

vront seront sans âcreté et d'une saveur douce. En même temps, l'inflammation cessera. — Il y a donc là une humeur séreuse que le médicament astringent expulse, *en faisant cesser la douleur, la rougeur et la tuméfaction* qu'elle déterminait.

Deuxième vérité.

Si, pour faire cesser le mal de dents, avec ou sans tuméfaction des gencives, on applique sur celles-ci un *sialagogue* (la racine de *pyrèthre*, par exemple, et tout ce qui fait abondamment *saliver*, comme la créosote, l'huile volatile de *girofle*, etc.), après avoir rendu une certaine quantité d'*eaux*, la tuméfaction des gencives cesse, si elle existait, et l'humeur *séreuse* dont la présence irritait le nerf dentaire, entraîne avec elle, en faisant cesser la douleur, une petite quantité d'humeur *visqueuse*. — Evidemment, la douleur dentaire et l'inflammation des gencives, sont dues à la présence d'un fluide *vicié* dans sa nature, puisqu'il a suffi de faire couler celui-ci, pour faire cesser celles-là. Mais, pour obtenir ce résultat, il faut souvent *saliver* plusieurs heures de suite et renouveler, s'il est nécessaire, le *sialagogue*.

Troisième vérité.

Il ne faut souvent qu'un léger exercice ou l'emploi de quelques *sudorifiques* pour provoquer, chez certaines personnes, d'*abondantes sueurs* qui font aussitôt disparaître de graves indispositions. Il suffit aussi de les *arrêter subitement* pour produire les plus fâcheux accidens. — N'est-il pas évident que, dans cette circonstance, le mal tient essentiellement à la présence de l'humeur *aqueuse* ou *séreuse* dont l'âcreté sollicitait l'organisme à l'éliminer, puisqu'il n'a fallu que son expulsion pour le faire cesser et sa résorption pour le reproduire ? Il y a là ce qu'on appelle *épreuve* et *contre-épreuve, analyse et synthèse*, puisqu'il y a destruction et reproduction du mal.

Quatrième vérité.

Quand, pour faire cesser la colique, on prend un *purgatif* un peu énergique, il afflue dans les intestins une sérosité *âcre*, tellement caustique que, lorsqu'elle franchit le sphincter de l'anus, on y éprouve souvent une vive cuisson, une véritable sensation de brûlure. C'est qu'il existait, dans la muqueuse intestinale, de l'humeur *aqueuse* ou *séreuse* plus ou moins viciée, et la preuve, c'est qu'après son expulsion, l'humeur sécrétée par le même organe est douce et sans *âcreté*.

Cinquième vérité.

On traite souvent les douleurs rhumatismales et les douleurs articulaires, à l'aide de frictions sèches ou faites avec une flanelle imprégnée d'un liquide alcoolique, ammoniacal ou aromatique. Ce moyen réussit quelque fois, parce qu'à l'aide de ces frictions réitérées, on opère la *dispersion* de l'humeur. Mais souvent aussi la douleur ne fait que changer de place et passe dans un muscle voisin ou dans un autre articulation. N'est-il pas rationnel d'admettre qu'il n'y a là qu'une *transposition d'humeur*, puisque d'ailleurs presque toujours la douleur revient à l'endroit qu'elle a primitivement occupé? Ceci démontre suffisamment que l'humeur séreuse, comme les autres liquides, peut fluer le long des muscles. On peut même à l'aide d'un fer à repasser, placé sur ceux-ci, en interposant entr'eux un morceau de drap ou de flanelle mouillé, favoriser cette *dispersion* des humeurs ou leur *transport* sur d'autres points, en les pénétrant d'une douce chaleur.

Sixième vérité.

Si, dans certains cas d'hydropisie, on administre un purgatif liquide, dont le poids n'excède pas souvent 30 à 40 grammes, par exemple, on peut, dans 48 heures, faire évacuer jusqu'à 10 kilogrammes de sérosité et obtenir par là la guérison de la maladie. Cette humeur *aqueuse* est donc la cause du mal, puisqu'il suffit de son élimination pour faire cesser celui-ci.

Septième vérité.

Les évacuants agissent de la *circonférence au centre*; ce ne sont pas eux qui vont trouver l'humeur qu'ils doivent expulser; c'est au contraire l'humeur qui progresse d'elle-même vers le *purgatif*, par la seule évacuation des vaisseaux dont celui-ci opère le dégorgement; en un mot elle rentre dans la masse des fluides dont l'épuration se continue par l'effet des sécrétions du tube digestif. Ainsi, il suffit souvent d'une dose purgative pour opérer, dans les vingt-quatre heures, la résorption de l'humeur d'un *panaris* arrivé à *maturité*; dans ce cas, celui-ci n'aboutit pas, et la trace disparaît en peu de jours.

Huitième vérité.

L'humeur *séreuse* n'est pas moins facilement résorbée que le liquide séro-purulent des panaris. Sous l'influence d'un *purgatif*, l'humeur des cautères est subitement supprimée et le cautère se dessèche. On obtient des résultats non moins remarquables sur de simples plaies et même

sur des plaies ulcéreuses. A l'aide de la purgation *conti-*
nue, on les dessèche et on les cicatrise en peu de temps.

Neuvième vérité.

Les évacuants n'agissent pas seulement sur l'humeur
aqueuse ou *séreuse*, qui est, à la vérité, celle dont l'élimination, en raison de son extrême fluidité, est la plus
rapide; ils opèrent aussi sur l'humeur *glaireuse et visqueuse*, et cela de manière à frapper les esprits les plus
réfractaires. Ainsi, quand les intestins qui sont le siége de
cette sécrétion ne permettent plus, par l'accumulation des
glaires qui tapissent leurs parois, par un refroidissement
subit ou par le passage de substances astringentes, que
cette sécrétion se continue, l'humeur *glaireuse* éprouve
une *métastase* : la sécrétion se déplace et se porte sur une
autre muqueuse, le plus ordinairement vers les voies aëriennes. A l'aide d'un *purgatif*, évacue-t-on les *glaires*
des intestins, aussitôt la sécrétion quitte les voies aëriennes et reprend son cours ordinaire.

Dixième vérité.

Ces *glaires* ou viscosités n'ont pas seulement pour siége
le tube intestinal. En effet, si à l'aide du *vomi-purgatif*,
on a expulsé les liquides contenus dans l'estomac, ce qui
a lieu en deux ou trois vomissements, ce viscère, par ses
contractions, extrait des tuniques qui le composent une
grande quantité d'humeur *glaireuse* qui est rendue sous
forme d'un liquide filant et écumeux.

Onzième vérité.

Si l'on traite par des purgatifs répétés des engorgemens
glanduleux d'un petit volume, ces dépôts de matière *sébacée* disparaissent en peu de jours. Il arrive même quelquefois que la résorption s'est opérée d'une manière latente
et qu'il suffit de frapper légèrement sur la glande pour
la voir s'affaisser, s'applatir comme une vessie dont on a
retiré l'air qui la gonflait.

Douzième vérité.

La séparation de la bile ou des *élémens* de la bile du
sang est un des phénomènes les plus remarquables que
déterminent les évacuants. Sous l'influence de cette médication qui accélère toutes les sécrétions, la sécrétion *biliaire* s'opère avec une étonnante rapidité, surtout s'il y
a eu vomissement. Non-seulement on rend alors de pro-
digieuses quantités de bile, souvent dans un grand état
d'altération, mais aussitôt le teint change d'aspect; il s'é-
claircit, la couleur jaune disparaît et la peau reprend son
incarnat primitif.

XVI.

Opinion de quelques praticiens.

Terminons en exposant l'opinion de quelques praticiens sur l'existence des *humeurs* et sur leur action sur l'organisme.

.... « Il faut observer que si les humeurs se trouvent retenues ou arrêtées dans le corps plus longtemps qu'il ne convient, la nature ne pouvant les atténuer ni les évacuer, ou bien si, par telle ou telle constitution de l'air, elles contractent un état morbifique, ou, enfin, si elles viennent à être infectées de quelques *virus* contagieux qui les corrompe, elles ne manqueront pas alors de s'*altérer essentiellement*, d'acquérir une qualité qui se manifeste par des symptômes propres et particuliers; et, quoique ces symptômes, lorsqu'on n'y est pas bien attentif, semblent venir ou de la nature de la partie que l'humeur occupe ou de la nature de l'humeur même, avant qu'elle ait subi cette altération, ils sont néanmoins réellement les effets du *vice essentiel* que l'humeur a contracté depuis peu; en sorte que toute maladie spécifique est une affection qui provient d'une exaltation ou altération spécifique de quelqu'un des liquides du corps animé. » (*Sydenham.*)

Bichat : « On a exagéré sans doute la médecine *humorale*, mais elle a des fondemens réels, et, dans une foule de cas, on ne peut disconvenir que tout doit se rapporter au *vice des humeurs*. »

Fièvres adynamiques, typhus.... « C'est bien réellement à un état de *putridité* qu'il faut rapporter la *fétidité* de l'haleine, de l'urine, de la sueur, de la plupart des excrétions et les gaz fétides qui se développent alors dans le foyer principal de la maladie, la stupeur, la *liquidité* et la *dissolution* constante du sang. » (*Bouillaud*).

Conclusion.

La doctrine *humorale* n'est donc pas *imaginaire*, ainsi qu'on l'a enseigné, depuis cinquante ans, dans les facultés. A force de s'écarter de la nature, en étudiant le mécanisme du corps humain sans en rechercher le *moteur*, on a faussé l'esprit d'une jeunesse, trop prompte à recevoir les doctrines des novateurs. On est même parvenu, après avoir rejeté la doctrine de l'*humorisme* comme une utopie ou comme *indigne de fixer* l'attention des savans, à faire disparaître le mot *humeur* du glossaire de la science.

Eh bien, il faudra l'y réintégrer !

Le temps de cete grande réhabilitation approche.

Déjà des hommes recommandables dans la science s'occupent de l'étude des diverses modifications que le sang est susceptible d'éprouver dans l'état de maladie. MM. Liebig, L'Héritier, Donné, Bouisson et Andral, soupçonnant que la solution du grand problême pourrait fort bien se trouver dans les *fluides* plutôt que dans les *solides*, s'attachent à déterminer leurs fonctions, leur composition chimique et leur constitution globulaire. Espérons que leurs travaux jetteront quelque jour sur l'*hématologie*.

Nous examinerons les *humeurs* sous divers points de vue. Ainsi nous considérerons successivement :

1. Leurs métastases ou changements de siége.
2. Leur origine et leur réproduction.
3. Leur remplacement dans l'organisme.
4. Leur aspect et leur corruptibilité.
5. Les signes qui en indiquent la présence.
6. Leurs diverses espèces comprenant :
    A. L'humeur séreuse ou aqueuse.
    B. L'humeur glaireuse ou visqueuse.
    C. L'humeur biliaire ou sébacée.

I. Métastases ou changements de siége des Humeurs.

L'organisme emploie *quatre grandes voies* pour se débarrasser des matériaux qu'il a utilisés et dont la présence ne peut plus que l'embarrasser :

La transpiration pulmonaire,
La transpiration cutanée,
La sécrétion urinaire,
La sécrétion intestinale.

Si l'un de ses *débouchés* de l'économie est supprimé, les autres, par une métastase qu'il est facile de s'expliquer, reçoivent un accroissement proportionnel d'activité. Mais l'*humeur* dont la sécrétion est entravée ne se porte pas indifféremment vers l'une ou l'autre de ces issues. En effet, si c'est la sécrétion de l'humeur *glaireuse* qui est arrêtée dans le conduit intestinal, cette humeur se porte aussitôt vers les voies aériennes ; si c'est l'humeur *aqueuse* de la perspiration cutanée qui a été supprimée, elle cherche une issue dans la transpiration pulmonaire. Quand cette *substitution de voies* se fait sans entraves, la santé n'en est pas troublée et, peu après, chaque humeur reprend d'elle-même son *cours naturel*. Mais il en est rarement ainsi ; toute abondante sécrétion, *suspendue subitement*, donne généralement lieu à un trouble fonctionnel plus ou moins intense, qui se manifeste par des infiltrations, des dépôts, des inflammations, etc. L'objet de la médication *évacuante* ou *éliminatrice* est de supprimer cette cause morbide, de rappeler les fluides dans leurs voies naturelles ou, à défaut, de leur donner provisoirement une issue qui en débarrasse au plutôt l'organisme.

II. Origine et reproduction des humeurs.

Les *humeurs* tirent indirectement leur origine du *sang*, ou directement, des fluides auxquels il donne naissance. Cette vérité peut se démontrer par la possibilité de retrouver dans le sang les éléments mêmes de ces humeurs; par la présence de celles-ci, sur tous les points de l'organisme; par la faculté de les *modifier* ou d'en arrêter la formation, en *changeant la base de l'alimentation*.

Le sang est un fluide (*) qui exige constamment une composition identique. *Il s'épure de lui-même et tend toujours vers cette épuration.* Tout changement notable dans sa constitution place l'organisme dans des conditions nouvelles; si ce changement est *subit*, il expose à de graves accidents, les modifications que doit éprouver ce fluide devant toujours être lentes et progressives.

L'hématose est le phénomène qui assimile ou identifie le sang nouveau ou ses élémens avec l'ancien.

Si l'hématose est incomplète, elle devient la plus puissante cause de la formation d'*humeurs*, époque de la rupture de l'équilibre entre la déperdition et l'absorption. Cette fonction est alors nécessairement imparfaite; si elle ne l'était pas, les humeurs ou les matériaux qui concourent à leur formation étant susceptibles de décomposition et d'être entraînés particulièrement par l'exhalaison pulmonaire, il n'en resterait dans l'organisme aucune trace; au fur et à mesure de leur formation, elles subiraient cette décomposition et disparaîtraient, les parties volatiles ou vaporisables par la transpiration pulmonaire ou la perspiration cutanée, les parties *fixes* par les voies urinaires.

Il n'est pas de personnes qui puissent se dire exemptes d'*humeurs*. Le fussent-elles, d'une manière absolue, pendant un seul jour de leur existence, le lendemain, elles ne seraient plus dans les mêmes conditions. En avançant en âge, les fonctions respiratoires se ralentissent, le sang subit de notables modifications. Dans l'enfance, l'humeur *visqueuse* prédomine, le sang est doux et dépourvu d'â-

---

(*) Le sang est un *fluide* et non une *humeur*. Rappelons ici que par *humeur* nous entendons un fluide *vicié*, *altéré* dans sa nature.

crelé, ainsi que l'indique, l'haleine; dans l'âge mûr et dans la vieillesse, c'est l'humeur *biliaire* et l'humeur *séreuse*.

L'origine des *humeurs* explique la cause de leur reproduction. En effet, si celles-ci tiennent à une cause plutôt *locale* que *générale*, s'il y a altération organique, par exemple, les mêmes conditions subsistant, l'effet sera incessamment produit. Si l'on expulse l'*humeur*, il s'en formera d'autre, l'organe ayant une certaine tendance à reprendre l'état qu'il a quitté. Si, au contraire, l'*humeur* tient à une cause plus ou moins *générale*, à une altération de la masse des fluides, une fois ces fluides épurés, l'ensemble des organes subissant lui-même les effets de cette amélioration, et ne trouvant plus dans les liquides les éléments de nouvelles *humeurs*, la constitution sanguine s'améliorera à vue d'œil et la guérison radicale de la maladie en sera presque toujours la suite.

III. Remplacement des humeurs.

Le rapport des *fluides* de l'organisme, selon quelques physiologistes, est de 6 contre 1 de *solides*. Selon d'autres, les liquides forment les 9 dixièmes du poids total du corps humain.

On conçoit que cette masse de fluides pourra momentanément éprouver une diminution considérable; c'est, en effet, ce qui se remarque dans la médication *évacuante*. En peu d'heures, on soustrait 5, 10, 15 kilogr. de sérosité à la masse sanguine, et cela sans notable inconvénient; c'est que la partie essentielle à la vie, la *globuline*, l'élément plastique et calorifique du sang, reste : il n'en serait pas de même, si on retirait celui-ci pour n'y laisser que le *sérum*. La mort serait instantanée.

Les premiers effets de l'évacuation des *humeurs*, par la médication *purgative*, sont une *soif* très-vive et un sensible accroissement dans l'appétit. Cela tient à la soustraction de la partie *séreuse* du sang, qui acquiert une plus grande densité, et à ce que les organes ne sont plus lubréfiés avec la même abondance; aussi boit-on alors jusqu'à ce qu'on ait rendu au sang sa *liquidité primitive*. Il semble, dans ce cas, que la soif n'est pas l'expression d'un besoin local, mais bien d'un besoin général de l'organisme. Quant à la faim, elle peut s'expliquer non-seulement par la densité acquise par le sang, qui exalte ses propriétés absorbantes, mais aussi parce que la purgation a nettoyé le canal intestinal des matières glaireuses qui en masquaient les parois.

L'espèce de *vide* causé, dans l'économie, par la médication évacuante et particulièrement par la médication purgative, n'est pas aussi minime qu'on se le figure souvent, puisqu'il s'agit quelquefois de quantités *énormes* d'humeur expulsée. Ce *vide*, d'une manière ou de l'autre, doit être comblé ; or, il ne peut l'être qu'à l'aide d'une alimentation *substantielle*, laquelle fournit au sang, avec abondance, les matériaux d'un sang nouveau ; et tout cela s'opère en peu de temps. C'est là le côté vraiment admirable de cette médication et ce que les anciens n'avaient pas entrevu. Ainsi, d'une part, on soustrait au sang sa partie altérée, viciée ; de l'autre on lui restitue, pour remplacer celle-ci, un chyle abondant en *globuline*. On réalise ainsi la *transfusion du sang* qu'ils avaient rêvée : on va même au-delà, on en *soustrait* la partie gâtée.

Le sang, purifié, fortifié par l'introduction de nouveaux éléments, acquiert alors une grande énergie : sa densité, sa plasticité augmentent ; les fluides épanchés, infiltrés, etc., sont résorbés par un effet d'endosmose que nous expliquerons plus loin, et l'altération des solides n'est plus alimentée par des fluides viciés : au contraire l'épuration de ceux-ci réagit immédiatement sur les premiers.

La médication évacuante a donc un but complexe: l'*élimination* des humeurs et leur *remplacement* par les matériaux d'un sang nouveau, qui sont promptement assimilés à l'ancien.

IV. Aspect et corruptibilité des humeurs.

La bile est, en général, le principe colorant des humeurs évacuées. Sa couleur, dans l'état de santé, est d'un jaune clair. Mêlée aux produits des évacuations, dans l'état de maladie, elle en modifie l'aspect, selon le degré de corruption de celles-ci. On peut, jusqu'à un certain point, par les diverses nuances que présentent ces matières, déterminer le degré de dépravation qu'elles ont atteint. Nous en établirons cinq.

Au *premier degré* de corruption, les humeurs ont une teinte jaune foncé, tirant sur le vert, mélangée de blanc, de gris, etc.

Au *deuxième degré*, elles sont verdâtres ou d'un vert foncé.

Au *troisième degré*, elles sont de couleur vert-brunâtre.

Au *quatrième degré*, on les rend brunes ou noirâtres.

Au *cinquième degré*, elles sont entièrement *noires*.

La teinte offerte par les humeurs, aux *deux premiers* degrés de corruption, ne décèle généralement pas une altération des *fluides* qui puisse compromettre la vie de l'individu : il n'en est pas de même des deux derniers qui offrent une putridité remarquable. Par les évacuations successives, les *fluides*, séparant de plus en plus, les humeurs évacuées changent visiblement de couleur et d'odeur.

On connaît l'haleine infecte de certains individus et l'odeur nauséeuse qu'ils exhalent par la peau, dans les moment de sueur surtout. Ces odeurs se retrouvent dans le produit des évacuations, tant il est vrai que les *humeurs* qui leur donnent naissance existent dans le sang *toutes formées*. Leur odeur est même quelquefois tellement infecte, qu'on est obligé, au moment de leur évacuation, d'ouvrir les portes et les fenêtres, et que les pièces d'argenterie, exposées à leurs émanations, noircissent : ce qui s'explique facilement par l'hydrogène sulfuré qu'elles recèlent.

Que de fois, à l'aspect et à l'odeur nauséabonde des matières expulsées par les évacuants, le malade est resté stupéfait d'étonnement, s'interrogeant pour savoir comment il *a pu vivre* avec un pareil foyer d'infection en lui !

Pour celui qui a pu juger seulement une fois *par lui-même* de la corruptibilité des humeurs, la cause de la peste et de la plupart des épidémies contagieuses n'est plus un problème : *elle est là et ne peut être ailleurs.* C'est une vérité qui sera reconnue un jour.

V. Signes indiquant la présence des humeurs.

Les signes plus ou moins marqués auxquels on reconnaît la présence des humeurs sont les suivants :

Le teint est jaune ou plombé.

La peau est sèche, aride au toucher.

La sueur est fortement *salée* et très odorante.

On éprouve parfois, aux paupières ou dans l'intérieur du nez, de vives démangeaisons.

L'haleine est *forte*, *aigre*, et répand souvent une odeur de matière putréfiée.

La bouche est fade, la salive visqueuse, la langue chargée.

On éprouve du dégoût pour les aliments.

La digestion est lente et pénible.

On a de fréquentes aigreurs d'estomac et des rapports amenant à la bouche une eau âcre et corrosive.

On éprouve parfois des nausées ou envies de vomir.

On est sujet aux flatuosités.

On devient paresseux à se mouvoir et, à la moindre fatigue, on est au supplice.

XXII.

On ressent, à la suite des fortes sueurs, un bien-être marqué.

Le sommeil est agité et inquiet.

On éprouve à la peau de continuelles démangeaisons.

Il apparaît, de temps à autre, à la surface de celle-ci, soit de petits boutons très abondants, soit de gros *furoncles* qui ne tardent pas à aboutir.

Les moindres piqûres *apostument* et les plaies ouvertes se cicatrisent difficilement.

Les intestins, l'estomac, les muscles ou les articulations deviennent le siége de douleurs sourdes qui changent de lieu, selon le déplacement des humeurs.

Les urines, habituellement claires, se *troublent* par le plus léger exercice et déposent, sur les parois du vase de nuit, un sédiment visqueux ou pulvérulent d'un rouge rosé.

Enfin, le corps, ordinairement *constipé*, se relâche à de certaines époques. Cette évacuation spontanée ou naturelle est l'indication la plus précise de la nécessité de se purger.

I. Humeur aqueuse ou séreuse.

L'humeur *aqueuse* ou *séreuse* est un fluide très pénétrant, d'une saveur *chaude*, acide ou alcaline, qui a sa source dans le sang et fait partie des sueurs, des larmes, des urines, du produit de la transpiration pulmonaire, etc. Elle paraît devoir son âcreté à la présence de divers sels du sang et à un principe *animal*, *altéré dans sa nature*, par suite d'une hématose incomplète ou d'une trop longue stase dans les tissus. Cette *âcreté* est souvent telle qu'elle suffit pour irriter les tissus, et, lorsque elle a atteint son dernier degré de causticité, pour les *corroder*. C'est à ce principe vicié du sang (qu'on peut assimiler par ses effets à une substance vénéneuse), que doivent être attribuées les perforations spontanées des intestins. Qu'on juge par là de la causticité qu'il est susceptible de contracter !

Mais ce principe est-il inhérent à l'humeur aqueuse, entre-t-il dans sa composition et en fait-il exclusivement partie, — ou bien est-il libre de sa nature et s'allie-t-il indifféremment avec les trois sortes d'*humeur* que nous reconnaissons ?..... Nous n'en savons encore absolument rien. Ce que nous pouvons avancer, c'est que trois sortes *de fluides* sont susceptibles de contracter, dans diverses circonstances (ainsi que des milliers de faits l'attestent) des propriétés *délétères* et de manifester leurs effets, selon les lieux où ils se trouvent. Ainsi, l'humeur *biliaire* affecté plus particulièrement le tube intestinal, l'humeur *visqueuse* les membranes muqueuses; l'humeur *séreuse*, très pénétrante de sa nature, est susceptible de filtrer dans les articulations, de *fluer* le'long des muscles et d'occasioner, sur son passage et sur les points où elle séjourne, de vives et cuisantes douleurs; c'est elle qui, à la suite de médicamens évacuants, en franchissant l'anus, fait souvent jeter des cris au malade et se plaindre que les matières qu'il rend le brulent *comme le feu.*

On verra, dans le cours de ce travail, le rôle important que joue, dans la plupart des maladies, ce fluide si simple en apparence et si varié et si puissant dans ses effets.

L'humeur *aqueuse* ou séreuse a été connue des anciens. Elle est signalée dans *Hippocrate* sous le nom de ὕδρωψ, *eau* ou *liquide* de l'*hydropisie.* Mais il ne paraît y avoir attaché que la signification de *sérosité*, sans âcreté. Les modernes ont reconnu cette âcreté, comme on va le voir :

Lieutaud, parlant de la *fétidité* de certaines *sueurs* qui apparaissent dans la petite vérole, dans quelques fièvres, dit qu'il est de la dernière importance de bien distinguer des autres phénomènes ces heureux efforts de la nature qui tendent à l'expulsion de cette *matière inconnue* qu'on appelle *morbifique.* Il reconnait que la *subite interruption* ou l'obstacle apporté à l'élimination de la sueur, qui détermine ce qu'on appelle une *sueur rentrée*, peut causer de graves maladies.

Sydenham : « Je suis donc bien fondé, lorsque j'avance, que la méthode de la saignée et de la purgation est la meilleure de toutes, dans le plus grand nombre des fièvres. Il est vrai que la méthode des *sueurs* est la plus naturelle, et qu'elle est aussi la plus convenable, lorsque la nature, après avoir préparé et dirigé comme il faut la matière morbifique, l'évacue ensuite doucement par les pores de la peau. »

Brown dit qu'il faut donner à la matière *morbifique* le temps de sortir de l'économie.

Huxham parle de sueurs tellement âcres qu'elles *rongaient* la peau.

Broussais, parlant de la *sérosité* épanchée dans le péritoine s'exprime ainsi : « N'est-il pas possible que la sérosité, brusquemment épanchée, contienne des principes *irritants* ou qu'elle s'*altère*, au point de devenir, pour la surface péritonéale, un stimulant très dangereux, cause de l'inflammation ?... »

I. Humeur glaireuse ou visqueuse.

Si l'on prend un *vomitif*, on rend, après les premières contractions de l'estomac, parmi le produit des vomissemens, une matière incolore, filante, visqueuse, semblable à du blanc d'œuf légèrement battu. C'est cette matière que nous désignons sous le nom d'humeur *glaireuse* ou *visqueuse* (de *viscum*, glu).

C'est un fluide *analogue*, connu plus particulièrement sous le nom de *mucus*, que l'on retire du nez en se mouchant, et souvent des bronches, par l'expectoration.

C'est, enfin, cette matière qui enduit les intestins et facilite le glissement des matières stercorales. Par l'emploi des *purgatifs*, on l'en extrait souvent à l'état *fluide*, d'autres fois moulée, sur le tube intestinal et par fragments ayant *jusqu'à* un pied de long. Elle constitue, pour quelques personnes, le velouté des intestins : mais il est facile de reconnaître qu'elle n'a rien d'organisé et n'est que le produit d'une sécrétion, propre, à la vérité, à garantir les intestins contre l'action mécanique des alimens chimifiés, mais aussi contraire à l'acte de la nutrition, parcequ'elle entrave l'absorption des fluides alimentaires.

La première de ces propositions se démontre par la facilité avec laquelle, à l'aide d'une métastase, provoquée par l'usage des astringens ou des antiphlogistiques qui en arrêtent ou ralentissent subitement la sécrétion, cette humeur est transportée sur un autre point de l'organisme, les voies aëriennes, par exemple, et y afflue souvent avec une grande abondance.

La seconde se prouve par l'élimination de cette humeur, à l'aide de *purgatifs*. Du moment où les parois des intestins sont mises à nu, on éprouve un appétit remarquable. Cette matière doit donc être évacuée, et c'est en quelque sorte sur son expulsion que reposent en partie les avantages de la médication évacuante.

Dans le *croup*, c'est encore cette matière qui, sécrétée avec abondance dans le larinx, s'épaissit en peu de temps et finit par constituer une pseudo-membrane qui atteint quelquefois la consistance de la *couenne* de lard.

Il existe, dans les végétaux, une matière analogue, connue sous le nom d'*albumine végétale*. Il y a lieu de penser qu'elle a une certaine analogie avec celle que l'on rencontre dans nos organes. On peut même jusqu'à un certain point admettre qu'elle est l'élément ou le premier état de l'albumine animale.

Toutefois celle-ci ne paraît pas identique à toutes les époques de la vie. Ainsi, chez les enfans, comme chez tous les jeunes animaux, elle est très *fluide*, tandis que chez l'adulte et chez tous les animaux avancés en âge, elle devient visqueuse, épaisse et adhère avec ténacité aux organes, la transpiration étant nulle et l'exhalaison pulmonaire considérablement diminuée. Chez les enfans, elle détermine des fièvres lentes à guérir, si surtout on les traite par des amers ou des toniques.

Sous l'influence d'une température élevée et souvent prolongée, telle que celle de certains étés, l'humeur *visqueuse* se développe avec abondance, elle éprouve une sorte de turgescence. Mais au premier abaissement notable de la température atmosphérique, cette humeur s'épaissit, par sa *viscosité* elle embarrasse la circulation et se porte sur les voies aëriennes qu'elle obstrue. Elle occasione alors une sorte de toux convulsive qui règne souvent épidémiquement, au début de l'automne, sur les enfans, et les fatigue beaucoup par sa continuité et la grande difficulté qu'ils éprouvent dans l'expectoration, cette matière adhérant aux bronches avec la plus grande ténacité.

La *coction* de cette humeur ne tarde pas, au reste à avoir lieu. On la favorise par l'usage de boissons aqueuses, légèrement aromatiques, qui en opèrent la *dilution*, et la rendent plus fluide, plus putrescible.

L'humeur *visqueuse* tapisse particulièrement les parois des gros intestins dont les fonctions sont plutôt d'excrétion que d'absorption, celle-ci ayant spécialement pour siége les intestins grêles et le duodénum. Mais cette humeur n'est pas la seule que sécrète le gros intestin et ne paraît pas exclusivement destinée à faciliter le glissement du produit de la défécation, mais encore à neutraliser l'âcreté de l'humeur *séreuse* qui y afflue et qui, en son absence, se porterait sur la membrane muqueuse et pourrait l'enflammer. C'est aussi cette dernière humeur qui, provenant d'un milieu toujours identique (le sang), communique aux matières des déjections des qualités toujours semblables.

L'humeur *glaireuse* ou *visqueuse* paraît comme l'humeur *séreuse* pénétrer tous les organes, ce qui s'explique, si elle n'est, ainsi que tout porte à le penser, qu'un *détritus*. Cela est si vrai que, toutes les fois que, par une cause quelconque, ils se contractent avec force, ils rejètent une certaine quantité de cette matière. On voit aussi dans les fortes chaleurs, les mains laisser suinter cette humeur, qui en s'épaississant promptement à leur surface, les rend poisseuses.

L'humeur *glaireuse* ou *visqueuse* et le *mucus* sont-ils identiques? Quelques personnes le pensent, mais c'est-à-tort, ainsi qu'on peut s'en assurer par divers moyens. Les *glaires*, à moins que ce ne soit à leur état naissant, au moment même, de leur sécrétion, sont insolubles dans l'eau et d'une plus grande densité que ce liquide; projetées sur des charbons incandescents, elles s'étendent dessus, entrent en une sorte d'ébullition et se vaporisent sans décrépitation et sans répandre d'odeur. Le *mucus*, (celui du nez par exemple), au contraire, se concrète par l'ébullition dans l'eau, et, lorsqu'on le projette sur des charbons ardens, se raccornit, se carbonise et exhale une odeur ammoniacale. Cependant on ne peut se dis-simuler qu'il existe, entre ces deux fluides, quelques points de contact, qui pourraient porter à faire admettre une humeur *muqueuse*, comme variété de l'humeur *visqueuse*; mais nous croyons devoir la rejeter, quoique nous la considérions également comme un *détritus* de l'organisme.

L'humeur *glaireuse* ou *visqueuse* est-elle inerte de sa nature, et les propriétés âcres et caustiques qu'elle est susceptible de contracter quelquefois sont-elles le résultat de son union avec l'humeur *séreuse*? C'est là une question que nous ne voulons pas résoudre. Nous nous bornerons (contrairement à ceux qui n'y voient qu'un fluide *utile* et même *nécessaire* à la santé) à affirmer que toutes les fois qu'on l'expulse de l'organisme, on en retire un grand bien-être. Il est reconnu, en effet, que la présence des *glaires* donne des digestions pénibles, arrête la nutrition en rendant l'absorption plus difficile; qu'elle favorise la multiplication des vers, est la cause des affections croupales, d'un grand nombre de maladies inflammatoires et de toutes celles qui ont pour cause une trop grande plasticité du sang.

(Voir, pour les *Signes indiquant la présence des glaires*, l'article *humeur*).

Quoique chacun sache au juste à quoi s'en tenir sur la signification du mot *glaire*, nous croyons devoir rapporter les faits suivans qui donneront une idée des divers aspects sous lesquels cette *humeur* peut se présenter.

Faits relatifs à l'humeur glaireuse ou visqueuse.

Premier fait. Une religieuse, au rapport de Paullinus, qui était hydropique, et qu'on ne pouvait guérir, prit un remède d'un homme qui n'était point médecin. Elle faillit en mourir. Quatre heures après, elle rendit, avec de grandes douleurs, une *boule* pituiteuse (glaireuse) et dure, qui avait la forme et la grosseur d'un œuf. Ayant été cassée, cette boule répandit une puanteur insupportable, on y trouva plusieurs vers couverts de poils.

(Doussin-Dubreuil).

Deuxième fait. Le senateur C. atteint d'une catarrhe à la vessie par suite de la présence, dans ce viscère, d'une pierre énorme, dont la surface présentait un grand nombre d'inégalités, rendait par les urines une telle quantité de *glaires* que celles-ci, pendant les derniers temps de sa vie, faisaient le quart du volume de cette sécrétion. Durant l'espace de trois mois, il rendit ainsi plus de cinquante livres de viscosités.   *(Idem).*

Troisième fait. Depuis neuf ans, mon épouse éprouvait des douleurs brûlantes dans le corps. Tout fut mis en usage pour la soulager; mais rien n'opéra efficacement. Je recourus à la médecine évacuante. A la 16° dose purgative, elle a rendu une boule de *glaires* de la grosseur d'un œuf et 70 à 80 vers. Dès lors, elle s'est trouvée beaucoup soulagée, et c'est en continuant le traitement, jusqu'à la prise de 50 doses environ, qu'elle a recouvré une parfaite santé: (*Alexandre Carón*, de Cagny, près Amiens, 1821.)

Quatrième fait. « J'étais atteint, depuis trois ans, d'une maladie de nerfs qui me faisait beaucoup souffrir, et d'une paralysie de la moitié du corps, au point que je ne pouvais faire vingt pas, sans être obligé de m'asseoir, tant j'étais fatigué. J'étais forcé de rester chez moi, surtout lorsqu'il faisait un peu de vent. — ..... A la deuxième semaine de mon traitement, j'augmentai la dose du purgatif, j'en pris trois cuillerées au lieu de deux ; elles me firent aller 25 fois. Croyant que les effets en étaient terminés, je mangeai un peu de soupe; tout-à-coup, j'éprouvai le besoin d'aller. Bientôt, je sentis sortir de mon corps quelque chose d'extraordinaire. Je vis, à mon grand étonnement, une large *glaire*, ressemblant à un morceau de linge blanc, qui tenait toute la circonférence d'un large vase sur lequel j'étais placé. » (*Godehen*, commissionnaire à Granville, 1825.)

Cinquième fait. Le nommé Godin, de la Fère (Aisne), d'une santé très faible, après avoir fait usage d'une quantité de médicamens sans réussite, recourut au traitement par les *évacuants*. Par suite de l'emploi d'un vomi-purgatif, il rendit des glaires tellement épaisses et visqueuses priétés réellement *purgatives*, dues au principe âcre qu'elle recèle, c'est que, si on en introduit dans l'estomac d'un chien et qu'on lie ensuite l'œsophage, l'animal est bientôt pris d'une véritable diarrhée.

Accroissement ou diminution de la bile. — La bile *saine* peut produire divers états morbides par son accroissement ou sa diminution.

Dans le premier cas, la digestion devient difficile ; il se déclare des coliques, de la diarrhée, de l'embarras gastrique ; la peau devient jaunâtre et, quelquefois, le produit de cette sécrétion surpasse celui des autres sécrétions réunies.

Le second cas paraît avoir pour causes principales des jeûnes prolongés, l'action du froid (qui ralentit l'hématose), l'abus des acides et des astringens qui suspendent ou diminuent la nutrition. La difficulté de digérer et la suspension de la nutrition ne tardent pas à se manifester et il s'établit des sécrétions supplémentaires vers la peau, les reins et d'autres organes.

Altération du fluide biliaire. En jetant un coup d'œil sur la composition très complexe de la bile, rapportée plus haut, il est facile de se faire une idée des nombreuses *altérations* ou modifications qu'elle est susceptible de subir. Elle peut alors contracter des propriétés morbides très variées, selon le degré d'altération qu'elle a éprouvé et la prédominance de quelques-uns de ses principes les plus actifs. Ses propriétés physiques suffisent souvent pour indiquer les modifications qu'elle a éprouvées ; ainsi, dans les hydropisies elle devient séreuse, incolore, insipide ; dans les fièvres graves, au contraire, elle devient visqueuse, âcre et foncée en couleur.

Rapportons quelques exemples de l'*âcreté*, de la *causticité* que peut, dans certaines circonstances, contracter la bile. On se rendra ensuite plus facilement compte des désordres qu'elle doit déterminer dans l'économie, *sans même qu'elle ait atteint cet état de dépravation.*

A. « Lorsqu'une sécrétion immodérée de bile et de suc pancréatique vient tout-à-coup à surcharger les intestins, la *diarrhée qui en résulte* n'est point l'effet primitif d'une modification inflammatoire de la muqueuse. Cependant, admirez la liaison : la bile séjourne un peu ; elle s'échauffe, elle se *déprave*, elle devient un drastique *féroce* et très suffisant pour déterminer la phlogose. » (Broussais).

B. « Le génie de la fièvre bilieuse est humoral ; l'élément prédominant de la sécrétion biliaire augmenté, l'organisme entier est sous l'influence d'une sorte *d'intoxication biliaire* ; puis un trouble abdominal qui peut aller jusqu'à l'inflammation est produite par le passage de la bile non résorbée. Il faut l'esprit rétréci des anatomistes modernes pour ne voir dans la fièvre bilieuse qu'un gastro-duodénite. (*Bouisson*, professeur de pathologie externe à la faculté de médecine de Montpellier.)

C. « Didier, professeur de Montpellier, envoyé à Marseille, lors de la peste de 1720, versa sur des plaies faites à des chiens, de la *bile* extraite de la vésicule de *pestiférés*. Tous moururent, au bout de 3 ou 4 jours, avec des bubons, des charbons, des inflammations gangréneuses des viscères. Des résultats analogues ont été depuis obtenus dans diverses épizooties. »   (*Idem.*)

D. » Le fils de François Ridolfi, peintre de Forli, épuisé et amaigri par une *fièvre* tierce, mourut dans les plus terribles convulsions. Son estomac et ses intestins contenaient beaucoup de *bile verte* qui teignit le scalpel en violet. On blessa de cet instrument deux pigeons qui *succombèrent rapidement avec de violentes convulsions et un tremblement universel.* Un coq, auquel on fit manger de la mie de pain, trempée dans cette bile, *mourut aussi promptement et de la même manière.* » (*Morgagny*, observation citée par M. Gendrin dans son ouvrage sur les *causes prochaines des fièvres.*)

E. « Nous pouvons attester avoir fait plusieurs fois l'analyse chimique de la bile contenue dans la vésicule d'individus morts de fièvre bilieuse grave. *Nous avons constamment reconnu que ce fluide contenait une plus grande quantité de résine que dans l'état naturel et que celle-ci avait une saveur âcre, piquante et très chaude.* Il semble difficile d'admettre qu'un pareil fluide ait pu se trouver en contact avec nos organes *sans les enflammer ou les corroder*; aussi ne sommes-nous pas éloigné de le faire entrer pour beaucoup, comme cause des ulcérations et des autres lésions qui accompagnent ces maladies. »   (*Orfila*).

F. « J'ai trouvé dans la bile d'un sujet atteint de fièvre bilieuse grave, avec altération de la muqueuse intestinale 96 centièmes de *résine* (dans l'état physiologique elle en contient 45 à 46) évidemment *altérée*, qui avait une saveur *excessivement amère* et était tellement âcre qu'il suffisait d'en mettre *un atôme* sur la lèvre, pour faire naître des ampoules *excessivement douloureuses.* »

          (*Orfila*, Elémens de chimie.)

G. *Huxham*, en parlant de *sueurs* tellement âcres qu'elles *rongeaient la peau*, fait mention d'une *bile* qui *excoriait* la *gorge* et la *bouche* des malades qui la vomissaient.....

qu'il fallut pour les extraire, *les lui tirer de la bouche avec la main.*

Sixième fait. « ..... J'ai rendu, dans le cours de mon traitement par les évacuants, de la bile bleue, 28 vers de 9 à 10 pouces de long, et une *glaire* de la largeur d'une assiette. » *Piquet*, officier en retraite à Pouldavid (Finistère), 1824.

Septième fait. Le nommé Porte, de La Fère, rendit par les voies basses, à la suite d'une médication évacuante, un *paquet* de la grosseur du poing, entièrement composé de *glaires.*

— L'existence de l'humeur visqueuse ou glaireuse et sa *dépravation* sont admises comme causes de maladie, par un grand nombre d'auteurs. Nous en citerons quelques-uns.

Sydenham attribuait la toux épidémique à l'âcreté d'une sérosité visqueuse existant dans la masse du sang et excitant la susceptibilité du poumon.

Huxham conseillait de se tenir toujours le ventre libre, à l'aide de purgatifs, afin d'empêcher les humeurs visqueuses d'être résorbées et de corrompre le sang.

Lieutaud plaçait l'humeur *glaireuse* parmi les causes de la colique néphrétique.

Sauvages a fait des maladies *glaireuses* une classe toute entière de sa nosologie méthodique.

Étmuller pense que les douleurs sont produites par une *pituite* épaisse, des glaires d'une grande âcreté.

Barthez rapporte l'histoire d'un malade qui, depuis trois ans, était sujet à une diarrhée *glaireuse*, que fit cesser l'application d'un cautère à la jambe.

Pinel admettait aussi l'existence des *glaires* comme cause morbifique.

Tissot reconnaissait que les glaires viennent de la faiblesse de l'estomac.

III. Humeur biliaire ou sébacée.

Nous désignons ainsi, non-seulement la bile altérée dans sa *qualité*, mais aussi celle modifiée dans sa *quantité* nécessaire aux besoins de l'organisme. Dans ces deux cas, ce fluide peut-être considéré comme agissant à la manière des *humeurs*, c'est-à-dire déterminant un trouble quelconque dans l'économie.

Origine de l'humeur biliaire ou sébacée. — L'alimentation paraît influer beaucoup sur la production de la bile. On remarque, en effet que les personnes qui aiment le beurre, la crème, l'huile, le lard, les matières *grasses* en général, produisent beaucoup plus de bile que les autres, ce qui se décèle d'ailleurs à la couleur *jaune* de leur visage. Il paraît aussi qu'un ralentissement dans les phénomènes respiratoires contribue à la formation de la bile — ou, du moins à l'accumulation de ses élémens dans le sang.

Composition et utilité de la bile. — La bile est un fluide très composé, puisque par l'analyse, on peut en séparer vingt et quelques produits. Ainsi, MM. Tiedemann et Gmelin en ont retiré :

1° un principe odorant volatil.
2° la choline (ou cholestérine, espèce de blanc de baleine).
3° une résine.
4° de l'asparagine biliaire.
5° du picromel (miel amer).
6° une matière colorante.
7° une matière très azotée.
8° une matière animale (gliadine ?)
9° une matière soluble dans l'eau ou l'alcool (osmazôme ?)
10° une matière qui, chauffée, répand une odeur urineuse.
11° une matière caséeuse.
12° du mucus.
13° du bicarbonate d'ammoniaque.
14° des margarate, oléate, acétate, cholate, bicarbonate, phosphate et sulfate de soude (avec peu de potasse).
21° du chlorure de sodium.
22° du phosphate de chaux.
23° de l'eau qui s'élève à 91 pour 100.

On peut, en somme, considérer la bile comme un savonule *alcalin* à base de soude, dont la destination est de concourir à la digestion intestinale, en *saponifiant* en quelque sorte les principes gras du chyme, pour les rendre solubles et les approprier à l'organisme, en favorisant leur absorption. La bile paraît avoir encore un autre usage, c'est celui d'irriter légèrement par son acreté là muqueuse intestinale et d'augmenter son activité sécrétoire. Ce qui montre qu'elle est nécessaire à la digestion, c'est que, si sa sécrétion est ralentie ou supprimée, la digestion devient languissante ou impossible ; et ce qui prouve qu'elle accroît la sécrétion intestinale, qu'elle a des pro-

Faits relatifs à la bile noire.

Nous ferons suivre ces observations des *maîtres* de quelques déclarations non moins curieuses de personnes qui se sont soumises au traitement par les évacuants.

Premier fait. « Une cuillerée de vomi-purgatif m'a fait rendre plus de trois litres d'humeurs ; j'ai vomi de la *bile* d'un jaune foncé tirant sur le vert et d'une épaisseur à ne pouvoir s'étendre où elle tombait. — Après 16 doses purgatives, ayant pris de nouveau le vomi-purgatif, je rendis une *bile* d'un vert noir, tant il était foncé. Cette bile fut si âcre, si brûlante qu'elle me fit des *cloches* aux lèvres et aux narines et *enleva l'épiderme de la peau.* Le lendemain, l'anus subit le même sort que la bouche, en éprouvant à son tour l'action des matières corrosives. Je ferai observer que semblable mordication s'est reproduite vingt fois peut-être, durant le cours de mon long traitement, tant mes humeurs étaient d'une mauvaise nature. » *Pescheloche-Pastour*, charpentier à Avise, 1825.

Deuxième fait. Une personne atteinte de pustules malignes ou charbonneuses, après une dose de vomi-purgatif, n'ayant pas été assez prompte pour saisir sa cuvette, vomit sur sa couverture une bile tellement âcre qu'elle brûla la laine dans les endroits qui en furent atteints. Le contenu de la cuvette ayant été ensuite par hasard jeté sur de l'écorce de tan, celle-ci présenta aussi tous les caractères d'une substance en quelque sorte brûlée (1821)

Troisième fait. La demoiselle Bechard, âgée de 25 ans, des environs d'Orléans, atteinte d'une fièvre bilieuse qui la fit recourir à l'usage des évacuants, rendit, dans l'espace de deux mois que dura son traitement, plus de 25 livres pesant de bile *noire* ; sa langue et son palais étaient de la même couleur (1821).

Quatrième fait. Une dame, âgée de 66 ans, frappée d'apoplexie dite foudroyante qui lui paralysa le côté gauche, la langue, et la priva totalement de sentiment, à la suite de trois doses vomi-purgatives, prises 24 heures après l'accident, et à deux heures de distance, vomit une bile *noire recuite* du dernier degré de corruption (1821).

Cinquième fait. Diot Beaumont, pâtissier, âgé de 29 ans, atteint de dysurie, rendit par les voies basses, à l'aide de purgatifs répétés, une grande quantité de bile également *noire.*

Sixième fait. Pierre Artaud, âgé de 50 ans, de la commune de Saint-Maurice, en proie à une pneumonie très-intense, avec crachement de sang, fièvre violente, etc. prit, le deuxième jour de l'invasion de la maladie, une dose de vomi-purgatif qui lui fit rendre une pleine cuvette de bile *noire* et verte et plusieurs selles de même nature et d'une odeur infecte.

Septième fait. La dame Le Roy Driesen, de Cambray, âgée de 26 ans, était par suite de couches, sujette au lait *répandu*, et atteinte de la fièvre ; elle avait en outre de nombreuses crevasses au sein. Ayant eu recours au vomi-purgatif, elle rendit par en haut de la bile d'un vert foncé, marbrée de gris cendré, d'une odeur infecte, et, à trois reprises, de la bile *bleue*. Elle eut aussi, par les voies basses, vers la fin du traitement, à la suite d'une dose purgative de trois cuillerées, 62 évacuations dont la moindre d'une chopine, d'humeurs entièrement *noires* et qui produisirent à l'anus des *cuissons* si fortes que la malade fut plusieurs jours sans pouvoir s'asseoir. (1825)

Huitième fait. Marie-Antoinette Corley, femme de confiance chez M. Toustain, receveur-général à Evreux, éprouvait presque continuellement de violentes coliques, des défaillances, et cela 7 ou 8 fois par jour. Elle avait en outre plusieurs autres infirmités particulières aux femmes. Elle prit, dans l'espace de cinq semaines, 18 doses purgatives, qui lui firent rendre, après 48 heures de violentes coliques, l'énorme quantité de *cent vingt-cinq livres* de bile, pesée par elle. Ces évacuations se composaient de bile jaune et d'un vert foncé, de bile *noire* et de bile *bleue*. (1822).

Neuvième fait. La femme Luton-Verdier, bourrelière, à Menvi-en-Dunois (Eure-et-Loire), rendit par suite de l'emploi des évacuants des humeurs au plus haut degré de corruption, et de couleur variée, et particulièrement de la bile *bleue*, semblable à une dissolution d'indigo. (1825)

Dixième fait. « La bile que je rendais présentait diverses nuances : elle était jaune clair, jaune foncé, verte, *bleue*, brune et noire. Les humeurs, soit qu'elles sortissent par le haut, soit que je les rendisse par le bas, me causaient d'horribles souffrances à leur sortie, souvent leur *mordication* me fit pousser des cris malgré moi et appréhender de leur donner passage. » Debry, fils, aux Essarts-Rade-Pont (Eure), 1826.

Faits relatifs à la bile bleue.

Premier fait. « Il y a cinq ans, à la suite d'un saisissement, j'eus la tête remplie de mal ne formant qu'une plaie, tous mes cheveux tombèrent. L'estomac fut bientôt aussi le siége de mes plus grandes douleurs, et pas une seule partie de mon corps fut exempte de souffrance.

« ..... Ayant éprouvé du soulagement des premières évacuations, je suivis le traitement avec confiance. Je m'aperçus que j'y mettais trop de lenteur, et j'activai la marche tellement que je pus, pendant six jours de suite, répéter le vomi-purgatif, jusqu'à ce je rendisse la bile naturelle, et ce ne fut qu'au sixième que cet heureux effet eut lieu. Les cinq précédens, je ne rendis que de la bile *bleue*. Ces évacuations produisaient une fumée et elles avaient une odeur de *soufre*; j'en ressentis une chaleur insupportable qui me consumait. » *Femme Joiron*, à Amiens (Somme), 1820.

Deuxième fait. Darbois, géomètre, à Saint-Jean-de-Losne (Côte-d'Or), âgé de 50 ans, atteint depuis sa jeunesse d'une dartre vive, d'asthme, de fréquens catarrhes, de battemens précipités du cœur, jusqu'à la suffocation, d'un affection goutteuse au gros orteil, etc. qui le forcèrent à abandonner sa profession, ayant eu recours à la médication évacuante, rendit de la bile *bleue* si corrosive que « le vase qui la reçut en resta taché, pendant plusiéurs jours. » (1821)

Troisième fait. Le sieur Monneins, capitaine en retraite, à Bordeaux, atteint de vives souffrances dans la région de l'estomac, vomit, particulièrement au début de son traitement par la médication évacuante, « une bile *bleue* cou-
» leur de véritable indigo, puis couleur de terre, très-
» épaisse, puis à la fin d'un jaune clair. » (1821).

Quatrième fait. « Dᵉᵘʳ Fᵒⁱˢ âgé de 60 ans, frappé de paralysie au bras droit, et souffrant beaucoup dans les régions voisines de l'estomac, ayant eu recours à l'usage du vomi-purgatif, eut, pendant 24 heures, d'abondantes évacuations de bile *bleue*, tellement fétide qu'on fut obligé « d'ouvrir aussitôt les portes et les croisées. » (1821)

Cinquième fait. « ..... J'ai remarqué, pendant le cours mon traitement, que, si je buvais quelques liqueurs acides, cidre ou vin, quoiqu'en petit quantité et à mes repas seulement, elles produisaient sur les *humeurs* que je rendais, le même effet que le vinaigre sur le cuivre, quand il se forme du vert-de-gris. Mes humeurs prenaient la même teinte, et si, je différais de me purger, cés humeurs séjournant dans l'estomac, devenaient *bleues* comme de l'indigo. » *Herreau*, instituteur, au Mée (1822).

Sixième fait. La dame Maguin-Tiasson, de Saint-Étienne, éprouvant des coliques affreuses, puis de très fortes douleurs au sein droit, où il se déclara une tumeur qui grossit du double en deux jours, au moment où la tumeur allait abcéder, prit un vomitif qui lui fit rendre, après de grandes souffrances, une quantité considérable de bile; elle rendit, peu de jours après, plus de 4 livres de bile bleue. (1822).

Huitième fait. « ..... Aucun malade, je crois, n'a rendu autant de bile bleue que ma femme. Ce n'est pas trop dire qu'elle l'a évacuée en quinze fois différentes et, aux deux deux tiers de la cuvette, chaque fois. — *Terrier*, d'Epernay (1822).

Neuvième fait. Au rapport de M. Boisgervais, habitant la Nouvelle-Orléans, une fille de 20 ans, atteinte d'une fièvre inflammatoire et putride, rendit par la bouche, à l'aide d'évacuants, une humeur de couleur *noire*, très-abondante.

Le frère de cette jeune personne atteint, peu de jours après, de la même maladie, rendait, à l'aide des mêmes moyens, une bile *bleue*, et ses selles étaient si noires et si *brûlantes* à l'anus, qu'on fut obligé de lui donner des lavements pour adoucir cette partie. » (1824)

Dixième fait. «.... J'ai vomi une salive désagréable, d'une grande âcreté, de la bile *bleue*, verte, jaune foncé, très-épaisse et jaune pâle; par le bas, elle a été toujours couleur de cidre ou jaune foncé, tirant un peu sur le vert. » Femme *Blais*, d'Argentais (Orne) 1823.

Onzième fait. « ..... J'ai rendu, dans le cours de mon traitement par les évacuants, de la bile *bleue*, 28 vers de 9 à 10 pouces de long et une glaire de la largeur d'une assiette. Ce n'est pas tout, il paraît qu'il s'était formé chez moi un dépôt, par suite d'un violent coup que j'avais reçu, puisque sur les derniers jours de mon traitement, j'ai rendu par la bouche une matière infecte semblable au pus d'une plaie, etc. Les plaies, dont mes mains étaient couvertes ont aussi disparu. » *Piquet*, officier en retraite, chevalier de la légion-d'honneur, à Pouldavid (Finistère) 1824.

Douzième fait. » ..... Atteint d'une maladie chronique, depuis plusieurs années, rongé de douleurs et de rhumatismes, couvert d'ulcères, affligé d'une hernie, depuis 14 mois, et souffrant chaque jour d'avantage, j'ai pris de l'un et de l'autre évacuant environ 180 doses, dans l'espace d'à-peu-près dix mois. J'ai évacué des humeurs de toutes les couleurs et de tous les dégrés de corruption; mais celle dont l'expulsion m'a été le plus pénible, ça été la bile *bleue*, que j'ai évacuée pendant huit jours de suite.

XXXVI.

Je suis aujourd'hui parfaitement guéri. » *Jaqueneau*, capitaine à Matha, 1824.

Treizième fait. «.... A la deuxième dose de vomi-purgatif, je rendis près d'un litre de bile verte, et environ un plein verre de *bleue* assèz épaisse. Les autres doses vomitives ne produisirent pas moins d'effet, mais bientôt la couleur de la bile devint jaune. » *Sarandé*, employé des fourrages à Fontainebleau, 1825.

Quatorzième fait. Une jeune fille de 17 ans, constamment atteinte de clous ou furoncles, enflant des bras, des jambes ou du ventre au moindre exercice, vomissant ses alimens et laissant suinter, par les boutons qui lui couvraient le visage, une sérosité âcre, débuta dans son traitement; par un vomi-purgatif qui la fit vomir *bleu* quatre fois, à la suite desquelles évacuations, elle n'a plus rejeté ses alimens. Elle vomit plus tard, à l'aide du même évacuant, et avec abondance, des matières aussi *noires* que de l'encre; ses dents même devinrent *noires*. Elle évacua, les jours suivants, une bile brun clair, puis claire, mais si mordicante qu'elle en eut la bouche brûlée et la peau des lèvres emportée.

« Guérir une hydropisie chronique et délivrer quelqu'un d'humeurs corrompues depuis le moment de sa naissance, et tout cela, dans l'espace de quatre semaines, avec encore une suspension de 50 jours au milieu du traitement, me paraît une chose prodigieuse! » Le comte de *Labard*, lieutenant-colonel des anciennes armées royales, chevalier de Saint-Louis. New-Yorck, 1825.

Quinzième fait. François Gontière, âgé de 51 ans, ouvrier, serrurier à Metz. atteint, deux ans auparavant, d'une goutte séreine qui l'avait presque privé de la vue, s'est radicalement guéri, après avoir pris 220 doses de purgatif et de vomi-purgatif, qui lui firent rendre une quantité considérable de bile *bleue* (1826).

» *Nota.* Nous avons, à dessein, rapporté un grand nombre d'exemples d'évacuation de bile *noire* et de bile *bleue*, qui ont nécessairement la plus grande similitude. Nous l'avons fait dans le but de réhabiliter l'*atrabile* des anciens et de montrer que ce n'est pas un fluide *idéal*, comme le laissent supposer les modernes, en n'en parlant pas ou affectant de ne pas y croire, parcequ'ils ne peuvent le faire entrer dans le cadre de leurs doctrines.

Voilà cependant où ont conduit l'amour de la nouveauté et le charlatanisme des novateurs!

Conclusion.

Des faits qui précèdent, on peut jusqu'à un certain point conclure :

Que le produit des vomissemens, qui peut s'élever à un poids considérable, n'est pas toujours exclusivement composé de bile ;

Qu'outre les humeurs *séreuse* et *glaireuse* dont nous avons parlé ailleurs, et la *bile*, proprement dite, dont le principe colorant est *jaune*, il peut être aussi évacué un liquide d'aspect huileux, tantôt *noir*, tantôt *bleu* ;

Que ce fluide, connu sous le nom de bile *noire*, bile *bleue*, et qui représente l'*atrabile* des anciens, peut être, sans danger, expulsé de l'organisme en quantité considérable ;

Qu'il constitue la partie la plus corrompue des matières des vomissements et des déjections alvines, puisqu'il peut corroder, à son passage, les parois de la bouche et déterminer à l'anus une vive cuisson ;

Qu'il recèle une plus ou moins grande quantité d'*hydrogène sulfuré*, puisque ses émanations noircissent l'argenterie ;

Qu'il paraît provenir des profondeurs de l'organisme, car il est le plus difficile à obtenir, est presque toujours précédé d'une évacuation de bile verte, et ne peut être extrait que pendant une véritable crise du malade ;

Qu'il y a lieu de penser qu'il est formé en grande partie de *sang veineux*, uni à une plus ou moins grande quantité de bile verte ou jaune ;

Enfin, que le mélange, en proportions variées, de la bile *bleue* ou *noire* avec la bile *jaune* et le principe rouge du sang (hématosine) explique toutes les colorations noire, bleue, brune, verte et jaune du produit des évacuations.

Observation.

Avant de terminer ce qui a trait à l'humeur *biliaire*, faisons connaître ce qui nous a porté à donner à ce fluide le nom d'humeur *sébacée* (de *sebum*, suif). C'est que ce dernier mot exprime la *moyenne* des propriétés sous lesquelles cette humeur manifeste sa présence. En effet, tantôt elle apparaît d'une consistance oléagineuse, tantôt sous l'aspect de *cholestérine* (matière analogue au blanc de baleine ou cétine), comme produit, à reflet nacré, de l'excrétion de certaines dartres ; tantôt enfin, sous l'apparence de *suif*, dans le fluide gras, onctueux au toucher, sécrété par les glandes sébacées. Cette matière grasse, au reste, pourrait bien ne pas exister toute formée dans le fluide biliaire et être le résultat de la dissolution d'une certaine quantité de *cholestérine* dans une huile fixe. — La qualification exprimant la *moyenne* des propriétés de l'humeur biliaire nous a donc paru la préférable.

Les anciens étaient allés beaucoup plus loin que nous, dans la distinction des produits biliaires, et leurs distinctions, encore pleines de justesse, attestent l'importance qu'ils attachaient au rôle que joue ce fluide dans l'organisme. Ainsi, ils nommaient :

Bile *jaune*, *vitelline*, celle qui a la couleur du jaune d'œufs ;

Bile *porracée*, celle qui est verdâtre et de couleur poireau ;

Bile *érugineuse*, celle qui est d'un vert-bleu (*verdet*) ;

Bile *noire*, *atrabile* (de *atra bilis*), celle qui affecte cette couleur ;

Bile *résineuse*, celle visqueuse et riche en principe résineux.

II.

Médication évacuante
ou éliminante.

La médication *évacuante* ou *éliminante* repose sur l'emploi de l'un ou de plusieurs des agens suivants, que nous classons ici d'après l'ordre de leur importance :

1°. Les *évacuants* proprement dits, comprenant les *purgatifs* et les *vomitifs*.

2°. Les *diurétiques* ou accroissant la sécrétion urinaire.

3°. Les *sudorifiques* ou poussant à la peau.

4°. Les *sialagogues* ou provoquant la salivation.

5°. Les *détersifs* ou nétoyant les plaies et ulcères.

L'observation a constaté que l'un ou plusieurs de ces agens, employés ensemble on successivement, opèrent presque toujours l'expulsion ou élimination du principe morbide, *si l'on y apporte la persistance nécessaire* ; car il ne faut pas perdre de vue que l'efficacité de cette médication repose sur la *répétition* des moyens mis en usage. Il suffit souvent d'y recourir deux ou trois fois ; mais, plus souvent encore, dans les maladies chroniques, il est nécessaire de reprendre le même moyen 10, 15, 20 fois *et plus, s'il le faut.* Mais ce n'est guère qu'à la *purgation* qu'on a si souvent recours.

Nous nous occuperons particulièrement ici des *vomitifs* et des *purgatifs*, les autres agens ne nous offrant que des ressources *supplémentaires*, formant rarement la base du traitement.

Contre-indications.

Il est diverses maladies dans lesquelles il est prudent de s'abstenir de l'usage des *évacuants*. Nous devons les mentionner ici : ainsi, dans les cas de squirre ulcéré de l'estomac, de tumeurs anévrismales qui menacent de se rompre, d'hernie étranglée, d'opérations qui feraient craindre une hémorragie, on évitera de prendre le *vomitif*.

On évitera également l'administration des *purgatifs* dans les cas de perforation spontanée de l'estomac ou des intestins. On a cru aussi remarquer que l'usage de ces évacuants, utiles dans les affections nerveuses chroniques, était nuisible dans les maladies nerveuses *récentes*. Peut-être, à la vérité, cela tient-il à ce que, dans ce dernier cas, on n'aura pas poussé assez avant la médication purgative et qu'on n'aura fait, comme on le dit vulgairement, que mettre les humeurs *en mouvement*.

Matières extraordinaires expulsées par les évacuants. (*)

Un enfant de 12 ans était tourmenté, depuis plusieurs années, de douleurs de tête affreuses ; il devenait sourd, ses oreilles suintaient ; il ne dormait ni ne mangeait. A la suite d'une deuxième purgation, il lui est sorti de l'oreille *un morceau d'humeurs durcies*, ressemblant à un *peloton de chair*, mêlé de cartilages de la grosseur d'une fève. Aussitôt cette expulsion, les douleurs ont cessé, l'enfant a recouvré l'ouïe et s'est trouvé guéri. (1820)

— Un habitant de Lyon rendit par les voies basses, à la suite d'une dose de vomi-purgatif, un *sac d'humeur*, de la contenance de deux *écuellées*, renfermant un liquide purulent, de couleur *verte*, qui était, paraît-il, adhérent à l'estomac. (1821)

— La dame Guérin, d'Orléans, rendit par les voies basses, à la suite d'une dose de vomi-purgatif, en quatre évacuations, environ un litre de matières blanches purulentes, tellement infectes, que la domestique en les enlevant faillit tomber en faiblesse. (1821)

— Florence Mercier, d'Amiens, souffrante de maux d'estomac depuis longtemps, rendit, à la trentième dose purgative, un animal pourvu d'appendices ressemblant

---

(') **Nous ne publions ces faits *exceptionnels* que pour montrer quelques-uns des bizarres résultats de l'emploi des évacuants.**

aux pattes d'une grosse araignée. Cet animal se mouvait encore après son expulsion. (1821)

— En 1819, le fils du sieur Le II...ff, de Güingamp, rendit, par suite de l'administration d'un vomitif, une *larve de hanneton* pleine de vie, que nous avons nous-même possédée *vivante* plusieurs jours.

— Une femme de Diépedale, près Rouen, allaitant un enfant, rendit, après 20 et quelques doses de purgatif, plusieurs *peaux* entièrement noires, de la largeur de la main. (1821)

— Louis-Martin Henry, de Fécamp, éprouvant depuis quatre mois de forts *picottements* dans le ventre, rendit, à la suite de l'administration d'une 4ᵉ dose de purgatif, *un animal* de la longueur de deux pouces, gros comme le petit doigt et renflé vers le milieu du corps, ayant les deux extrêmités semblables, ce qui fit croire qu'il avait deux têtes. Il portait à chacune de ces extrêmités sept ou huit poils et se reployait sur lui même avec une grande facilité. (1821)

— Le Sieur Millet-Besse, fabricant de chandelles, à Montauban, malade depuis longtemps, ayant pris sans succès, plusieurs doses évacuantes, accrut la dose de celle-ci, au point d'en prendre une quantité considérable. Les évacuations se déclarèrent. Bientot il sentit, vers la région épigastrique, une sorte de déchirement, et il rendit, parmi le produit des selles, une substance solide, de 8 pouces de long, de couleur blanchâtre et qui paraissait être une fausse membrane, moulée sur les intestins. Il rendit ensuite de volumineuses matières glaireuses. (1822)

— Une fille de 7 ans, des environs de Condom, (Gers) atteinte de la lèpre et sujette à l'épilepsie, fut guérie par deux doses de vomi-purgatif et quatre de purgatif, qui lui firent rendre, dans une selle très abondante, trois *boules* de la grosseur d'une noix ordinaire, toutes remplies de petits vers. (1823)

— La dame Dairand, de Nantes, agée de 40 ans, se sentait depuis l'âge de 18 ans, de violens maux de gorge qui se renouvelaient plusieurs fois dans l'année ; elle ne pouvait alors ni boire, ni manger et la respiration devenait très difficile ; il fallait même pour la lui faciliter lui mettre un *baillon* à la bouche. Par suite de l'emploi d'un vomi-purgatif, elle rendit une *poche* ou sac membraneux qui se détacha de sa gorge et qui était rempli d'humeurs. (1825)

— Le sieur Irat, adjoint, à Preicasquier (Gers), ressentit à la suite d'un vomitif, des coliques tellement violentes qu'il en perdit connaissance. Ces coliques furent suivies de l'expulsion, à l'aide d'un purgatif de grumeaux des matières enveloppées d'une *peau* traversée par de petites raies de sang : le dedans était rempli d'une matière pourrie. (1824)

— Le sieur Seguineau , coiffeur à Saintes , condamné comme poitrinaire et croyant ne plus avoir longtemps à vivre, rendit par la bouche, après avoir pris une demi-cuillerée de vomi-purgatif, une matière agglomérée, de couleur grisâtre et de la grosseur d'un œuf de pigeon, dont l'odeur était si infecte qu'on fut obligé d'ouvrir les portes et les croisées. Il reprit ses travaux huit jours après et se maria dans la même quinzaine (1824).

— En mars 1823 , une femme âgée de 54 ans , mère de cinq enfans dont le dernier encore à la mamelle rendit , après une purgation, dans la matière des selles, une *boule* de la grosseur d'un œuf de dinde, de couleur de suif, composée de matières tellement concrètes qu'on ne pouvait l'écraser.

— La dame Domingré , née Sauson, de Valeure-d'Agen (Tarn-et-Garonne), a rendu, à l'aide de purgatifs une énorme quantité de matières infectes, parmi lesquelles se trouvaient cinq *boules* de la forme d'une olive verte comme elle et dure comme la pierre. (1824) .

— La veuve Delangle , des Vertus , rendit , dans le cours d'un traitement par les évacuants , des *boulettes d'une humeur calcinée* pour ainsi dire , de la dureté de la pierre. (1824)

— Le nommé Cocu , de Villeneuve, atteint d'un mal dans tout le corps, et ne pouvant plus travailler , évacua à l'aide d'une dose de vomi-purgatif, un *bloc* de matières , de la grosseur du poing...

— Trois doses de vomi-purgatif et 25 de purgatif, prises presque sans interruption, produisirent les plus heureux effets. Une tumeur enkistée , portée sur le coté gauche du bas-ventre, se dissipa. Il sortit du corps de ma femme des matières verdâtres, assez semblables à des côtes de céléri ou de choux vert. De plus, un petit sac en forme de vessie sortit tout à la fois... » Basset, aîné, à Mialet. (1823)

— Le jeune De***, de Kern*** près Guingamp, agé de 9 ans, était depuis 19 mois atteint d'une tumeur blanche au genou droit. Il fut traité pendant 4 mois à l'aide de frictions d'onguent *mercuriel double*, puis d'une pommade au *nitrate d'argent*. Le genou ayant enflé, on suspendit les frictions pendant 4 mois.

On reprit ensuite le traitement à l'aide de la médication purgative. On fit prendre à l'enfant jusqu'à cinq doses par semaine. En moins de trois mois, il rendait par les selles une matière grasse *grise*, surnageant le produit des évacuations et paraissant être du *mercure* à l'état pulvérulent ; puis on apercevait au fond du vase de nombreux globules de *mercure métallique* ; et, enfin, parmi ceux-ci, il fut trouvé deux fragments de *mercure solidifié par de l'argent*, de la grosseur d'une demi lentille. (1846)

La Saignée, la Diète et les Évacuants.

Faisons brièvement ressortir la différence du mode d'action de ces moyens.

Les *émissions sanguines* n'agissent pas seulement sur la masse du sang dont elles diminuent la *quantité* ; elles en accroissent encore considérablement la *fluidité*. Plus elles sont répétées, plus ce fluide devient abondant en sérum. Si elles sont continuées, l'altération du sang entraîne rapidement l'altération des organes, puis la mort. Le poumon, par exemple, devient le siége d'un engouement, d'un œdème, d'une pneumonie et de tout l'attirail prétendu inflammatoire. (Magendie)

La *diète* prolongée appauvrit le sang, à la manière des émissions sanguines : le *cruor* diminue considérablement et la quantité du *sérum* s'accroît.

La *purgation*, au contraire, en soustrayant au sang une partie de son *sérum*, en augmente rapidement la densité. Le sang qui tend à se mettre en équilibre dans les diverses parties de l'organisme, acquiert avec une plus grande plasticité, une grande force absorbante ou résorbante : de là, la promptitude avec laquelle il attire à lui tous les fluides d'une *densité inférieure* et particulièrement les fluides séreux. C'est ce qui explique les étonnants effets de la purgation, dans les cas de congestion, d'épanchement, d'infiltration, de sang extravasé, etc. où il y a à résorber un fluide ; — et aussi, conséquemment, pourquoi, dans tous ces cas, l'emploi des *saignées* est désastreux, parceque la densité générale du sang étant considérablement diminuée, c'est le fluide épanché qui, au lieu d'être attiré, attire à lui les autres liquides d'une densité inférieure ; et augmente la tuméfaction des tissus. (Voir Endosmose).

Dans la doctrine de *l'humorisme*, tel que nous le comprenons, les maladies tirent, à peu d'exceptions près, leur origine du *sang* ou des fluides auxquels *il donne naissance*, soit directement soit indirectement.

On devra donc rechercher la cause de la plupart d'entr'elles dans un ou plusieurs des états suivants :

La surabondance de ce fluide.
Sa plasticité ou sa trop forte densité. (*)
Son appauvrissement ou sa trop faible densité.
Son extravasion ou celle des autres fluides.
Son altération partielle ou locale.
Son altération générale.

Les maladies guérissent :

Par diminution du volume du sang.
Par accroissement ou diminution de densité de ce fluide.
Par résorption des fluides extravasés.
Par élimination du principe morbide.
Par régénération du sang ou production d'un sang
nouveau.

De la Purgation.

Voyons si l'évacuation, l'expulsion de l'organisme des
principes *morbifiques*, des *humeurs* en un mot, est un
besoin créé par l'imagination ou par la nature.

Le chien se purge instinctivement, en mangeant du
chiendent.

Les chats ont la remarquable faculté, que possèdent
aussi, mais à un moindre degré, les chiens, de rendre
par en haut, à l'aide de contractions de l'estomac, d'abondantes viscosités, sorte de *glaires*, qui paraissent les gêner beaucoup.

Les herbivores recherchent et mangent avec avidité,
au printemps, de nouvelles herbes qui les purgent avec
abondance.

Chez la plupart des peuples de la terre, on possède des
masticatoires ou *sialagogues*, substances irritantes, qu'on
conserve dans la bouche pour provoquer la sécrétion de
ses parois ou des glandes salivaires et expulser les eaux
qui gênent. Dans l'Inde, c'est la noix d'arec ; en France
c'est le tabac. On fait aussi grand usage, dans certains
pays chauds, de kary, destiné à accroître la sécrétion des
intestins.

D'autres *fument* le tabac et par là provoquent les sécrétions de la bouche ; d'autres, enfin, en s'introduisant
dans le nez cette substance pulvérisée, rendue plus sti-

(*) Le mot *glutinosité* serait ici préférable.

XLIV.

mulante, à l'aide de divers ingrédiens, se débarrassent, disent-ils, le cerveau de ces *eaux* qui les gênent.

En médecine (quoique repoussant toujours la doctrine des humeurs) on emploie *quelquefois* les *sudorifiques* (qui provoquent les *sueurs*); les *diurétiques* (qui accroissent la sécrétion des urines); les *vomitifs*, qui opèrent l'expulsion des matières contenues dans l'estomac, des mucosités sécrétées dans les voies aériennes; enfin, les *purgatifs* destinés à opérer le dégorgement de la membrane muqueuse des intestins, etc. C'est reconnaître tacitement que ces éliminants sont bons à quelque chose. Mais comment les emploie-t-on? Avec une prétendue réserve, avec une parcimonie qui en annihile l'effet. Aministre-t-on un purgatif (et encore quel purgatif!), on croit avoir frappé un grand coup, un coup qui aura sur l'état du malade un retentissement prolongé. Cet effet cependant n'est que momentané; il dure tout au plus huit ou quinze jours, et cela, parce qu'au lieu d'extraire des *profondeurs* de l'organisme le principe morbifique, on s'est borné à *dégorger* tout au plus la muqueuse intestinale; c'est quelque chose, c'est un peu moins que rien. Mais que pense-t-on obtenir d'une si faible médication, quand il s'agit de changer la constitution altérée de la *masse sanguine*, de résorber la matière d'une tumeur, d'un dépôt placé quelque fois à l'extrémité d'un membre, et qu'il faut souvent *un mois* de purgation *continue* et *énergique*, pour ébranler; quand il s'agit de dériver le cours de l'humeur d'une dartre, de modifier profondément la constitution altérée d'un organe, par le seul fait de l'amélioration, de la purification de la masse des fluides, purification qui ne s'obtient déjà elle-même que lentement?..... Nous ne supposons ici que le cas d'une affection chronique; mais s'il s'agit de l'état aigu d'une maladie; s'il faut agir *promptement* et *énergiquement*, que signifiera une pareille médication évacuante à l'*eau rose*?.....

Ce n'est pas ainsi que l'entendait Pelgas, et c'est là ce qu'il y a de remarquable dans sa découverte. Pour lui, la purgation *isolée* était nulle ou à peu près nulle, surtout dans le traitement d'une affection ancienne; il administrait les purgatifs *actifs coup sur coup*, ou à courts intervalles; il soumettait ses malades à la purgation *continue*. C'est ainsi qu'il obtenait des cures souvent merveilleuses, et cela, parce qu'il attaquait le mal dans sa *racine*, dans son principe, contrairement aux traitemens indiqués par ses confrères qui se bornaient à guérir le *symptôme*, l'*apparence* de la maladie, en se gardant bien d'en attaquer la *cause*. Ce qui se faisait alors est encore malheureusement, ce qui se fait aujourd'hui. Où le mal est ancien, invétéré, *profond*, on se borne à un traitement *superficiel*, quelquefois externe, qui procure un mieux *sensible* dans le moment, et on abandonne à lui-même le malade qui se croit guéri : la nature fait le reste ou plutôt le remet bientôt aux mains de l'homme de l'art qui n'avait fait qu'effleurer le mal, en en respectant la cause.

A *Pelgas* appartient donc incontestablement l'honneur d'avoir, à l'aide d'une *succession d'effets purgatifs*, réalisé le merveilleux problème de la cure de *l'immense pluralité* des maladies, c'est-à-dire des 95 centièmes au moins d'entr'elles ; et, pour cela, il n'exige des malades que de la *persévérance*, c'est-à-dire l'emploi de la médication évacuante, pendant le temps *rigoureusement nécessaire* à l'élimination de la plus grande partie de la cause du mal.

En vain l'école moderne répète-t-elle que l'emploi des purgatifs *n'est pas nouveau*, qu'il date de la plus *haute antiquité* ; cela est vrai : mais qui, avant *Pelgas* avait su les appliquer convenablement et en obtenir, par la seule puissance de la *répétition*, de véritables cures *radicales*?..... Personne !

Et, quant à ce qui regarde la connaissance que l'antiquité aurait eue des purgatifs, notons ici qu'elle ne pouvait s'étendre à ceux qu'employait avec tant de succès *Pelgas*, puisqu'ils constituent une teinture alcoolique ou, pour parler autrement, de l'eau-de-vie tenant en solution des principes extracto-résineux retirés du jalap et de la scammonée, et que de l'eau-de-vie, provenant de la distillation du vin, n'a été découverte que dans le 13e siècle, par Arnauld de Ville-Neuve. Il en est de même du *vomi-purgatif* qui agit d'une manière si spécifique : comme il y entre du tartre stibié, il ne pouvait être employé avant la découverte de cette substance qui date a peine de deux siècles.

Humorisme. Galénisme.

On trouve des traces de *l'humorisme* dans l'antiquité la plus reculée, mais c'est à *Hippocrate* et particulièrement à *Galien* qu'il faut s'arrêter pour trouver des notions bien précises sur cette doctrine.

Bien qu'*Hippocrate* ne suivit exclusivement aucune méthode, dans le traitement des maladies, il avait une tendance prononcée vers *l'humorisme*. Il professait que les maladies proviennent de l'*altération des humeurs* et que la guérison dépend ou de leur *coction* et de leur

leur *évacuation*. Il voulait que, dans tout travail critique, on aidât la nature et qu'on expulsât les humeurs *dépravées*. Il considérait les *crises* comme des réactions exagérées des forces vitales, suscitées pour expulser ou détruire le *principe morbide* qui menace la vie. Il était, en cela, conséquent avec lui même, car toutes-les *crises* se résument en sueurs, éruptions, vomissemens, déjections alvines, *constituant* ou *entraînant* avec elles le principe morbifique.

Mais c'est à *Galien* qu'il était réservé d'en former un corps de doctrine. Cette vaste intelligence entreprit de rallier tout ce qu'on savait au temps où il vivait, sur la science de la santé et des maladies, aux *quatre humeurs cardinales*, admises par Hippocrate. La santé fut pour lui l'équilibre de ces humeurs; la maladie, la surabondance, la pénurie, l'altération de l'une des quatre ou de toutes. Les maladies furent classées en *sanguines*, *bilieuses*, *pituiteuses* ou *atrabilaires*; les indications curatives furent d'atténuer, de délayer, de rafraichir, d'échauffer, d'évacuer le sang, la bile, la pituite ou l'atrabile. De là, deux classes de médicamens, les uns *altérant* les humeurs, c'est à dire les modifiant, les restituant à leur état normal, sans provoquer d'évacuation; — les autres, *évacuant*, c'est à dire expulsant les humeurs viciées ou surabondantes.

La cause prochaine des maladies était placée par *Galien* dans *l'état des humeurs*; les *solides* n'étaient lésés que par l'action exercée sur les *fluides*; pour guérir, il fallait avoir en vue l'état des *fluides* et ne point s'inquiéter de celui des *solides*, lequel étant toujours secondaire, cessait nécessairement après l'amélioration de l'état morbide des humeurs.

Tel est le *Galénisme*, telle est cette doctrine qui résume *l'Humorisme* ancien. On serait porté à croire que les frappantes vérités qu'il renferme, une fois connues des hommes, n'eussent jamais été mises en oubli et fussent devenues pour eux l'objet d'une sorte de culte. Cela a été en effet, pendant un grand nombre de siècles, où les célébrités médicales se faisaient un devoir de ne pas s'en écarter. Mais ces vérités, généralement mal comprises, (et incomplètes d'ailleurs) étaient mal appliquées, lorsque des novateurs (Paracelse, Van-Helmont, Brown et Broussais) qui ont laissé de longues et sanglantes traces de leur passage, au lieu de les compléter et de s'en servir comme d'un piédestal à leur gloire, renversèrent de fond en comble les bases de cet admirable édifice; et cela, avant ou dans le moment où, dans l'ombre et sans bruit, PELGAS, ravivant la doctrine humorale,

couronnait l'œuvre des maîtres, en y ajoutant ses indispensables compléments.

Des Vomitifs.

Nous parlerons d'abord de ce genre d'évacuant, parce que
son usage doit ordinairement précéder celui du *purgatif*.

L'ipécacuanha et le tartre stibié sont aujourd'hui les
émétiques ou vomitifs les plus employés, encore le dernier est-il généralement préféré, à cause de la régularité de
son action. Malheureusement toutes les personnes qui y
ont recours ne sont pas également impressionnées par cet
évacuant.

Nous ne nous occuperons pas à constater l'innocuité
de *l'émétique* et à faire ressortir l'absurdité des arrêts lancés contre ce précieux agent thérapeutique. L'expérience
et le temps ont fait justice de toutes les accusations portées contre lui.

Il est quelques personnes qui ont pour les émétiques une
invincible répugnance ; la constitution de quelques autres
se prête peu à leur action : les plus faibles doses provoquent chez elles des efforts de vomissement très fatigants.
On doit, dans ces divers cas, s'abstenir de l'emploi des
vomitifs et recourir seulement à celui des *purgatifs*, les
premières doses de ceux-ci fussent-elles rejetées. On les
répéterait d'ailleurs avec persistance ; et, en aidant, s'il le
fallait, par des lavemens simples ou purgatifs, on parviendrait toujours à obtenir des évacuations.

Il arrive quelquefois que les vomitifs causent, pendant
leur action, un très grand malaise, un état d'angoisse
inexprimable ; il en est même qui perdent connaissance ;
mais, en définitive, il n'en résulte jamais rien de fâcheux ;
et, le jour même où tout cela s'est passé, les malades, le
plus souvent ne ressentent aucune fatigue ; au contraire,
ils éprouvent d'ordinaire un grand soulagement. On aurait
donc tort de s'alarmer de l'état d'abattement dans lequel
ils jettent momentanément le malade.

Comme les purgatifs, les vomitifs ne doivent être administrés qu'à *jeun*, c'est à dire lorsque la digestion est complètement achevée, ce qui exige au moins six heures et
même huit pour les estomacs paresseux. Il est cependant
certains cas, tels que ceux *d'empoisonnement*, où il est nécessaire d'avoir recours au vomitif *le plus promptement
possible*, quelque soit l'état de la digestion.

En général, le purgatif doit être plus souvent employé
que le vomitif. Mais il est aussi des cas où il est utile de

faire alterner celui-ci avec celui-là, quand surtout on traite une affection chronique qui a son siège dans la tête. On doit, avons nous dit, commencer autant que possible le traitement par le vomitif, mais on ne devra jamais le terminer que par un purgatif.

C'est à tort que quelques personnes conseillent de boire beaucoup pour provoquer les vomissements. Si au bout de sept quarts d'heure, on n'a obtenu aucun résultat de la dose employée, on devra en prendre une nouvelle quantité plus faible que la première. Si l'on tient à employer un délayant, on poura prendre une infusion de thé ou de tilleul.

Si, au contraire, les vomissemens atteignaient le nombre de 7 ou 8 et paraissaient devoir se prolonger, on les arrêterait en prenant du bouillon *gras* chaud ou du lait doux sucré, dans lequel on aurait fait fondre gros comme une noix de *beurre* frais.

Enfin, pour alimens, on usera, le soir du jour où l'on aura pris un vomitif, soit d'un bon bouillon, soit d'un potage, soit de quelque autre aliment léger, en s'abstenant avec soin de crudités, de vins, de *spiritueux*, de mêts *salés* ou de *haut goût*, surtout pris en trop grande quantité.

Des Purgatifs.

Les auteurs modernes, pour établir la force relative ou l'intensité d'action des évacuants par les *voies basses*, les ont classés en trois groupes principaux, en commençant par les plus faibles, les *laxatifs*, *les cathartiques*, *les drastiques*.

Laissant de côté ces distinctions et, reconnaissant que l'action purgative est *une*, mais quelle a plusieurs degrés d'intensité, nous ne nous occuperons ici que d'une seule préparation purgative, celle dont l'effet nous est le mieux connu et qui peut, au besoin, remplacer toutes les autres : nous voulons parler de la *teinture purgative*.

Nous ne rechercherons pas si les ingrédiens de cette teinture appartiennent à l'ordre des *cathartiques* ou des *drastiques* et si les praticiens auxquels ce dernier mot cause tant d'effroi en connaissent *au moins* la signification, à défaut de mode d'action qu'il exprime : ce serait trop exiger d'eux. Nous nous bornerons à dire que cet évacuant qui a été délivré par nous à plus de 600 personnes, à l'exception d'un seul cas, dans lequel le malade a commis d'inexplicables excès d'intempérance, n'a jamais été suivi de résultats fâcheux.

Effets immédiats.

Le premier effet de cette teinture se fait sentir dans la bouche, aussitôt quelle a été avalée. Les parois de cette cavité sécrètent avec abondance un liquide visqueux et *filant* qui se renouvèle, pendant dix minutes, au fur et à mesure de son expulsion. Cet effet donne une idée du mode d'action du médicament sur toute la longueur du tube intestinal et de l'activité de la sécrétion qu'il y provoque. Notons cependant qu'outre ces liquides, il est aussi sécrété une grande quantité de *gaz* ; car, à peine le purgatif est-il parvenu dans l'estomac, qu'on éprouve, avec des nausées, de fréquents rapports (éructations) qui amènent à la bouche une eau extrêmement âcre.

Cette double sécrétion *gazeuse* et *humorale*, dont nous venons de parler, se continue, pendant plusieurs heures, sur toute l'étendue du tube digestif, ainsi que le prouvent de nombreux *borborigmes* et les évacuations alvines qui suivent l'expulsion des matières excrémentitielles. On la reconnait aussi à de légères coliques et aux maux de tête que l'on ressent quelquefois, particulièrement pendant l'action des premières doses purgatives. La céphalalgie s'explique par l'effet sympathique ; les coliques paraissent tenir à deux causes : la séparation des *glaires* qui tapissent les parois des intestins et la causticité ou l'*âcreté* des premières *humeurs* sécrétées qui portent leur action sur la muqueuse intestinale mise à nu. Ce qui confirme cette assertion, c'est que lors des évacuations, au moment où le mélange des humeurs franchit le sphincter de l'anus, on éprouve souvent une vive cuisson, une sorte de sensation de brulure. Notons ici que ces produits des premières évacuations qui sont les plus *âcres* ne sont pas d'une odeur aussi fétide que les matières des évacuations suivantes : ce qui semble établir que les humeurs les plus âcres sont celles qui occupent ou avoisinent la muqueuse intestinale, vers laquelle elles cherchent leur issue naturelle et que celles qui sont les plus fétides sont extraites des profondeurs de l'organisme.

Voilà l'effet ordinaire de la purgation. Mais celle-ci ne suit pas toujours régulièrement cette marche. Il arrive souvent (lors, par exemple, que l'on n'a pas fait précéder l'emploi du purgatif de l'administration d'un vomitif, pour débarrasser les *voies hautes*), que, parvenu dans l'estomac, le purgatif y fait affluer, en peu de temps, une si grande quantité *d'humeurs*, que celles-ci provoquent par leur âcreté de fréquentes contractions de ce viscère. On éprouve alors des nausées et une sensation pénible dans la région de l'estomac ; on a même quelquefois des défaillances ;

mais à peine a-t-on vomi, on est instantanément soulagé.
Dans ce cas, après le vomissement, l'action purgative ne se
continue que faiblement sur le tube intestinal. Cet effet
vomitif peut se produire lors de l'emploi des deux ou trois
premières doses purgatives. Généralement après, les purgatifs franchissent facilement l'estomac.

Il est donc de la plus grande utilité (quand rien ne s'y
oppose), de faire précéder l'usage du purgatif, de l'administration d'un *vomitif*. Cette pratique est très rationnelle
et presque toujours indiquée.

Effets secondaires. Endosmose.

C'est en provoquant le dégorgement des vaisseaux qui
aboutissent au tube intestinal qu'agissent les *purgatifs*.
Cette assertion est mise hors de doute par la nature du produit des évacuations. Les nuances grises, bleues ou vertes,
striées de rouge, qu'il présente souvent sur un fond jaune,
attestent leur action sur les vaisseaux *artériels* et *veineux*
et l'abondante évacuation de *bile* que déterminent ces médicamens. Mais ce sont les vaisseaux lactés et les *lymphatiques* proprement dits qui paraissent en être le plus vivement affectés.

La majeure partie du produit des évacuations paraît, en
effet, composée d'humeur *visqueuse* ou *glaireuse*, laquelle, ainsi que le constate l'examen microscopique, n'est
qu'un sang appauvri, très aqueux et dépourvu, en partie,
de sa *globuline*.

Nous laisserons donc de côté l'exhalation veineuse et
artérielle, que nous considérerons comme accidentelle ou
de peu d'importance, pour ne nous occuper que du liquide contenu dans les vaisseaux *lymphatiques*, lequel,
selon nous (dans presque tous les cas), recèle le principe
morbide, ou, s'il ne le contient pas encore, est destiné à
le recevoir prochainement, *dès qu'on en aura provoqué
l'absorption*.

Deux ordres de vaisseaux, les *veines* et les *artères*, con-
curent à l'élaboration et au transport du sang rendu propre à être assimilé à nos organes. Après avoir fait partie in-
tégrante de ceux-ci et subi des modifications qui en déterminent l'élimination, les particules de ce sang *fait chair*
reprennent l'état *liquide*. Un troisième ordre de vaisseaux,
nommés *absorbans* ou *lymphatiques*, à l'aide de ses innombrables ramifications, qui atteignent à la superficie
comme dans toutes les profondeurs de l'organisme, est
chargé de reprendre ces *détritus*, de les réunir dans de gros
troncs et de les retourner aux vaisseaux veineux, pour les
utiliser, selon les besoins d'autres organes. La nature éco-

nomise ainsi les produits dont elle a fait choix dans le principe.

Mais il peut arriver que ces *detritus* ne soient pas toujours repris par les vaisseaux *absòrbans* et qu'ils se *vicient* ou forment la matière de *dépôts* plus ou moins abondants. Il arrive souvent aussi que l'état de réplétion ou de pléthore des vaisseaux lymphatiques détermine le suintement ou l'excrétion de la lymphe dans le tube intestinal dont ce genre de vaisseaux tapisse les parois. Il se forme alors des *glaires* qui s'y solidifient, se durcissent et deviennent un obstacle à la nutrition. Mais ce qui est le plus fréquemment à redouter n'est pas l'abondance de la *lymphe* dans les vaisseaux, mais bien l'*altération*, la *viciation* qu'elle y éprouve et qui lui communique des propriétés morbides. Cette altération peut s'y développer spontanément, par suite d'une stase trop prolongée, ou lui être communiquée par l'absorption de produits viciés, éliminés des solides ou puisés dans le sang par les ramifications des lymphatiques dans les tuniques des veines et des artères.

La *lymphe* étant un produit *usé* de nos organes, il est avantageux de s'en débarrasser le plus possible. Mais son expulsion cause nécessairement un vide : ce vide sera bientôt comblé, car l'absorption devient dès ce moment très active. Si la *nouvelle* lymphe qui en est le produit est aussi expulsée, il s'en formera une autre plus pure ou contenant en moindre proportion le principe morbide. Plus elle se renouvellera de fois, *plus elle se purifiera* : c'est là une remarquable propriété de la purgation *répétée*.

Mais on conçoit que s'il s'agissait de toujours évacuer, sans réparer les pertes, l'organisme tomberait dans un grand état de débilité. Aussi, pour être conséquent avec lui même, PELGAS a-t-il prescrit de renouveler le sang, à l'aide d'alimens abondants et *substantiels*. On s'expliquera par là comment la *purification* des fluides peut s'opérer si rapidement et arrêter souvent, dès le début, une affection aiguë très intense.

C'est donc aux *vaisseaux lymphatiques* que doit s'adresser toute médication rationnelle, et celle-ci doit avoir pour objet *d'évacuer la lymphe*. Or, on n'obtient ce résultat qu'a l'aide d'évacuants *actifs*, et nous ne comptons pas dans ce nombre ceux qui ne font que provoquer l'expulsion des matières stercorales, mais bien ceux qui opèrent le dégorgement des vaisseaux de la muqueuse intestinale.

Qu'on juge par là de l'inutilité de la plupart des autres agens thérapeutiques et des *dangers* de l'emploi des *amers*, des *toniques*, des *astringens*, qu'on administre si souvent à l'intérieur ! Ces agens, en resserrant l'ouverture des vaisseaux, arrêtent la nutrition, suspendent les sécrétions du tube intestinal, si nécessaires à l'entretien de la santé, et renferment, dans les mêmes vaisseaux la *cause* du mal, qui ne peut que s'accroître avec le temps, ou, si les vaisseaux sont déjà dans un état de pléthore, déterminent, sur d'autres points de l'organisme, de redoutables métastases.

Par suite de ces évacuations, avons-nous dit plus haut, *l'absorption* devient plus active ; il en est de même de la plupart des sécrétions. Ces phénomènes s'expliquent par l'accroissement de *densité*, déterminé par la soustraction de la partie fluide du sang ; il s'établit alors des conditions *d'endosmose* qui sollicitent l'attraction de tous les fluides d'une *moindre densité*. C'est ce qui explique comment, en quelques heures, dans les cas d'infiltration des tissus, des quantités énormes de sérosité sont expulsées ; comment la sécrétion urinaire est, en partie, suspendue, *l'humeur* des cautères subitement tarie, et même, dans les cas d'ecchymose, le sang extravasé est en peu de temps résorbé et rentre par là dans la circulation.

L'*endomose* prend part à la plupart des phénomènes vitaux. Outre le rôle important qu'elle joue dans la nutrition, il y a tout lieu de lui attribuer la cause de la progression, à travers les capillaires, du sang artériel vers le sang veineux.

Activité et durée du traitement.

« Les purgatifs doivent être employés avec assurance et administrés plusieurs jours de suite, à doses suffisantes pour déterminer au moins dix évacuations et procurer un soulagement un peu notable. En général, plus on met de hardiesse et d'activité dans l'emploi des évacuants, plus on assure le succès du traitement.

« Dans les affections aigües graves, les purgations rapprochées (deux et même trois dans les 24 heures) ont quelquefois des effets miraculeux, et l'expérience prouve qu'il n'y a jamais de danger à rapprocher ainsi les doses purgatives.

« Quant à la durée du traitement par les purgatifs, une expérience prolongée, démontre que l'on peut user des évacuants pendant un temps fort long et presque tous les jours, sans qu'il en résulte jamais rien de fâcheux. Nous avons de nombreux exemples de malades qui se sont traités, pendant des années, en se purgeant plusieurs fois par semaine. Et, chose remarquable, qui prouve bien que la purgation est parfaitement en harmonie avec les actes vitaux et le travail de la nutrition, c'est que les forces se relèvent sous l'influence des purgatifs. L'embonpoint revient, ainsi que la fraicheur et tout les autres signes de la santé. Les personnes qui n'ont point observé les effets de la médication évacuante avec assez d'attention, craignent surtout deux choses : l'inflammation et l'épuisement. Ces craintes sont d'autant moins fondées que, comme nous venons de le dire, les forces et l'embonpoint reprennent sous l'influence des purgatifs. Et, quant à l'inflammation, nous avons démontré que ce mot était vide de sens, ou du moins que l'application qu'on en faisait ici était tout à fait fausse, les douleurs abdominales, les coliques quelquefois assez vives qu'on éprouve, pendant l'effet des évacuants, n'étant point dues à une inflammation des intestins, mais à l'affluence dans ces organes de matières plus ou moins âcres. Dans ce cas, au lieu de ralentir la purgation, lorsque les accidens se manifestent, il faut, au contraire, rapprocher les doses : c'est le meilleur moyen de faire cesser les souffrances.

« En général, il ne faut rien craindre de l'usage des évacuants : plus ils sont employés avec hardiesse, plus ils procurent de soulagement. Il n'est que deux cas dans lesquels on doit s'en abstenir : c'est lorsqu'on a reconnu l'inutilité de ces moyens, et lorsque l'état spasmodique ou convulsif de l'estomac ne permet pas au médicament de passer ; lorsqu'il est rejeté, lorsqu'il y a des vomissemens presque continuels. Dans ces cas, il faut en suspendre l'usage. (*Signoret.*)

Régime à observer pendant le traitement.

Il est essentiel, en commençant le traitement par les évacuants, de se bien pénétrer de l'idée qu'il ne suffit pas d'expulser de l'économie les *humeurs* ou fluides *viciés* qui s'y trouvent plus ou moins abondamment, qu'il faut encore combler le *vide* opéré dans l'organisme par la purgation prolongée, et qu'on n'y parvient qu'à l'aide d'une alimentation *substantielle*, c'est à dire contenant les élémens d'un sang nouveau.

Il ne s'agit, en effet, ici que d'une série d'opérations : *ôter* et *mettre*, c'est-à-dire retirer, par fractions, la totalité ou la presque totalité des fluides *usés* ou *altérés* de l'organisme, et les remplacer simultanément ou successivement, également par petites parties, par un liquide destiné à être transformé en *sang*, source de tous les autres fluides de l'organisme. On peut, en quelque sorte, dans le cas où l'on soumet celui-ci à ce double traitement, le considérer comme un édifice que l'on démolit *pierre-à-pierre*, en ayant soin, toutefois, de remplacer chacune d'elles au fur et à mesure de son extraction.

Par alimentation *substantielle*, nous entendons un régime basé sur l'usage continu de substances *animales*, autant du moins que l'estomac peut le supporter. Aussi les viandes sous toutes les formes, bouillies ou rôties, les bouillons devront-ils être préférés. On s'abstiendra, autant que possible, de les trop *saler* ou *épicer*, ce qui ne ferait qu'irriter le tube digestif, sans ajouter à leur propriété nutritive. Les viandes de bœuf, de mouton, la volaille, le poisson frais, préparés de la manière la plus simple, devront former la base du régime. On évitera l'usage du lard frais ou salé. On s'abstiendra, autant que possible, de toute espèce de légumes, *crus* ou *cuits*, salade, artichaux, choux, navets, carottes, etc.

Si l'on se trouve bien de l'usage du lait, en soupe ou autrement, on pourra le continuer. Tous les estomacs ne le supportent pas également bien. Pour boisson habituelle, on usera d'eau, d'eau vineuse ou sucrée, de bière douce, de cidre ; on s'abstiendra de *spiritueux*, tels que l'eau-de-vie, les liqueurs, le punch, dont l'usage ne peut avoir sur le traitement qu'un fâcheux résultat, en le rendant plus long et plus pénible. On devra prendre, par petites portions, les boissons que l'on boira froides, dans la crainte de provoquer des coliques, le dévoiement et même le vomissement.

Les personnes qui ne pourraient pas suspendre l'usage du café devront le continuer.

Bien qu'il ne soit pas indispensable de garder la chambre, les jours de purgation, on ne doit rien négliger pour se garantir du froid et de l'humidité.

Durant l'action purgative, qui commence ordinairement au bout de deux heures et se prolonge pendant 7 ou 8 et quelquefois au delà, on éprouve quelques phénomènes que nous ne devons pas passer sous silence. Par l'effet de l'afflux des liquides et de la chaleur vers le tube intestinal, la face se décolore, la peau se refroidit, et l'on ressent dans tous les membres une sorte de frisson, moins sensible en été qu'en hiver. Aussi est-il préférable de se purger en temps chaud qu'en temps froid. La grande quantité des humeurs expulsées diminue immédiatement l'abondance des sé-

crétions. Ainsi la salivation devient presque nulle, les urines rares et, dans les vingt-quatre heures qui suivent l'emploi du purgatif, elles coulent rouges et très chargées et
déposent, contre les parois des vases de nuit, un sédiment
pulvérulent d'aspect rosé.

Le produit des évacuations s'élevant quelquefois à un
volume considérable, et celles-ci étant en grande partie composées d'humeur *séreuse*, mêlée de plus ou moins de *bile*
et de *viscosités*, il se forme dans l'organisme une sorte de
vide. Les muqueuses, moins abondamment lubréfiées, appellent à elles une humidité à laquelle elles étaient accoutu-
mées: effet qui se traduit par une *soif* assez vive, qu'on
éprouve après la purgation, et qui ne s'apaise que lorsqu'on a restitué à l'organisme la quantité d'humidité dont
on l'a momentanément privé.

La *faim* est une sensation que l'on ressent aussi après la
purgation. Elle s'explique par la légère irritation du tube
intestinal et peut-être aussi parce que les parois du tube
digestif, débarrassées des matières visqueuses qui les tapis-
saient, sont mises à nu.

Enfin, un des premiers bienfaits de la purgation est de
rendre le sommeil calme et doux et de faire en même
temps cesser les rêves. Cet effet paraît être le résultat de
l'espèce d'agitation *frébile* qui à fatigué l'organisme, pendant cette active médication. Mais à la suite, il y a *presque
toujours* abaissement de pouls, ce qui s'explique par la
purification que viennent de subir les fluides de l'organisme par l'élimination des principes âcres qui excitaient
l'irritabilité du cœur.

Nature des évacuations. — Terminons en jetant un
coup d'œil sur le produit des évacuations. Nous ne parlerons pas des premières selles qui n'ont pour objet que
l'expulsion des matières stercorales. Les autres plus liquides et surtout plus odorantes, sont, en général, composées
de trois produits qui y existent en proportions diverses,
la *sérosité*, la *bile* et les *glaires*.

La *sérosité* n'est autre chose que ce que nous avons désigné sous le nom d'humeur *aqueuse* ou *séreuse*. Elle est
en grande partie formée du *serum* du sang et paraît tenir
en solution le principe âcre et irritant de ce fluide, dans l'é-
tat de maladie. Elle recèle le principe odorant de la sueur et
une partie de celui des urines.

La *bile*, extraite par la purgation, est due à un excès de
bile que contenait le sang, dont la sécrétion à été accélérée par cette médication, ou à de la bile *corrompue*, sé-

crétée déjà en partie et dont l'âcreté était devenue une cause morbifique. On observe souvent, pendant la médication purgative, précédée de l'administration d'un *vomitif*, l'évacuation de petits calculs *biliaires* qui obstruaient le foie et dont la seule expulsion suffit pour accélérer la sécrétion de la bile.

Enfin, les *viscosités* que l'on remarque parmi les matières des évacuations et qui sont tantôt sous forme de grumeaux, tantôt en fragmens plus ou moins gros, moulés sur le tube intestinal, paraissent n'être que de la lymphe épaissie. C'est ce que nous désignons sous le nom d'humeur *visqueuse* ou *glaireuse*. — Il est probable qu'à ce produit des évacuations se mêle aussi une certaine quantité de *lymphe* à l'état de fluide.

Le purgatif le plus efficace est celui qui, sans altérer les fonctions, procure le plus d'évacuations. Il arrive cependant quelquefois, surtout au début, qu'on n'en obtient aucune. D'autres fois, cet effet se manifeste au milieu du traitement. On interrompt alors celui-ci, on soigne le régime, on use de boissons et lavemens émolliens, puis, après quelques jours de repos, on recommence par de faibles doses.

Il est à remarquer que ce ne sont pas les doses purgatives les plus fortes et les plus vives qui donnent le plus d'évacuations, et qu'en en prenant de plus faibles, que l'on mêle à quelques cuillerées d'une infusion de thé ou de tilleul, on réussit plus facilement à produire la purgation.

Lorsqu'on ne réussit pas, avec la dose ordinaire, à déterminer l'effet purgatif, on peut, sans inconvénient, la doubler et même la tripler. Il n'en résulte rien de fâcheux. Il est souvent arrivé que par erreur des malades ont pris, en une seule fois, la totalité d'un flacon contenant 12 purgations : il n'en est rien survenu, si ce n'est d'abondantes évacuations. Qu'on remarque, en effet, qu'il n'y a rien d'absorbé, que tout est rejeté.

Au contraire, il peut arriver que faute d'avoir pris de ces évacuants la quantité nécessaire pour déterminer l'effet purgatif, le médicament est *absorbé*, est digéré en un mot. On est alors exposé à une sensation de gêne, à une agitation fébrile pendant 12 à 24 heures; c'est pourquoi il est convenable d'arriver toujours à prendre du purgatif la quantité *suffisante* pour déterminer l'effet attendu. Il est préférable, en un mot, d'en prendre *plus* que *moins*.

Enfin, il a été aussi remarqué que lorsque le purgatif restait sans effet ou opérait trop tardivement, on pouvait, sans inconvénient donner quelques boissons, que c'était le moyen de provoquer les évacuations.

Les premières évacuations sont, en général, les plus abondantes. Cela s'explique par la diminution de la masse des humeurs. Il suffit, en effet, de retarder quelques jours l'administration du purgatif, pour les voir redevenir abondantes. C'est ce qui nous porte à recommander, quand il n'y a pas de danger, comme dans la plupart des affections chroniques, d'espacer de 4 à 5 jours les doses purgatives.

Les purgatifs se donnent aussi en *lavement*. La quantité du médicament doit être mêlée à un *quart* ou *moitié* au plus de ce qu'on met de liquide pour un lavement ordinaire, afin de ne pas trop affaiblir son action. Ce moyen est utile, quand il faut, de toute nécessité, déterminer un effet purgatif, et que le malade ne peut avaler le médicament.

Pour les personnes désagréablement impressionnées par le purgatif en lavement, on peut le remplacer par le *vomi-purgatif*, en mettant toutefois moins de cet évacuant que l'on ne mettrait de l'autre.

Le moment le plus opportun pour l'administration des purgatifs est celui qui est le *plus près de l'invasion* de la maladie, en tenant néanmoins compte, autant que possible, de l'état de *pépasme* (voir ce mot), et le succès est généralement d'autant plus prompt que les doses sont plus rapprochées et les évacuations plus abondantes.

Enfin, il est préférable de se purger en temps *chaud* qu'en temps froid, et en temps *humide* qu'en temps *sec*.

La médication purgative n'est pas toujours suivie de guérison ; ce qui ne doit pas étonner, toutes les maladies n'étant pas *curables*. Mais, lors même qu'on ne peut espérer de guérison, la purgation est encore souvent utile: elle diminue les souffrances et retarde les progrès du mal; c'est ce qui arrive dans l'hydropisie ascite, l'asthme et plusieurs autres maladies.

Cette médication obtiendrait de plus avantageux résultats si, au lieu d'être suivie le plus souvent par des personnes étrangères à la médecine, elle était dirigée par des gens de l'art. Mais comment l'espérer, quand ceux-ci n'en ayant aucune notion, refusent obstinément d'en entendre parler ou en parlent comme des gens qui n'en ont jamais fait l'essai ?

Du Pépasme

ou coction morbifique des Anciens.

Nous ne terminerons pas ces généralités, sans mentionner au moins ce que les anciens désignaient sous le nom de *pépasme* ou *coction pathologique*. C'est encore à Hippocrate qu'on doit cette remarquable doctrine. Il nous l'a transmise dans quelques aphorismes, que Frédéric Hoffmann regardait comme *plus précieux* que l'or.

« I. Il ne faut jamais, dit le divin vieillard, évacuer les
» matières *crues*, mais seulement celles qui sont *cuites*,
» et ne le faire, dans le début de la maladie, qu'autant
» qu'il y a *turgescence* (c'est-à-dire *tendance* à l'évacua-
» tion), ce qui est rare;

» II. Il faut liquéfier ou rendre *fluides* les matières
» dont on veut provoquer l'évacuation;

» III. Enfin, on aura égard, dans les évacuations, à
» diriger le cours des humeurs *vers les parties les plus
» favorables à leur expulsion.*

Recherchons, avant de passer outre, ce que les anciens entendaient par *crudité* et *coction* de la matière morbifique. Laissons de côté leur première *coction* qui n'était que la *chylification*, la seconde que l'*hématose* ou *sanguification*, pour nous occuper de la troisième qui a trait au produit du mouvement de décomposition de nos organes, rendu *fluxile* (coulant) par l'atténuation de ses parties, au moment où la nature en sollicite l'expulsion.

L'état antérieur à cet état de *coction* qui est, en quelque sorte, l'état *préparatoire*, était désigné sous le nom de *crudité pathologique*. Ainsi, les humeurs étaient à l'état *cru*, dans la maladie; mais, dès qu'elles étaient *fluxiles*, c'est-à-dire susceptibles de couler, d'être expulsées de l'organisme, quand, en un mot, elles étaient ce que nous disons à l'état de *maturité*, pour certains dépôts, elles étaient dites *cuites*.

Ce qui était vrai du temps d'Hippocrate a-t-il donc cessé de l'être? Non, sans doute; mais la déplorable direction donnée aux études médicales a constamment détourné l'attention de ce phénomène pathologique, si propre à frapper les esprits même les moins observateurs.

Galien, d'Houllier, Liébaud, Ethmuller, Boërhave, Van-Swieten, Sydenham, Baillou et tous les autres humoristes admettaient la *crudité* des humeurs et reconnaissaient qu'elle était produite par tout principe devenu étranger ou inutile à la santé et susceptible de l'entraver; ils la voyaient dans la surabondance, la stagnation, l'épaississement ou viscosité ou l'âcreté des fluides.

D'après Hippocrate, on ne peut détruire la maladie sans détruire la *crudité* par la *coction* qui, dans le langage de cet écrivain, exprime la guérison.

Dans l'état de santé, il s'opère une coction *continue*, désignée sous le nom de *physiologique*; ce n'est que lorsque cette fonction est suspendue ou ralentie par une cause quelconque, que la matière morbide, par son accumulation, détermine dans l'économie un trouble qui ne cesse que lorsque la *coction* s'est opérée.

Cette coction, appelée *physiologique* par Hoffmann, est inséparable de l'état de santé, dont elle est en quelque sorte la conservation : c'est pour cela que Galien l'a appelée « la conversion de la matière qui doit être cuite en la » propre substance de celle qui en opère la coction. » Les anciens lui ont, d'après lui, donné le nom de *pepsis* : levain (comme dans les maladies à incubation, dans la formation du pus).

Il y a donc deux sortes de *coction* : la première a lieu dans l'état de *santé*, la seconde dans l'état de *maladie*.

Cette dernière espèce, qui a été désignée par Hoffmann sous le nom de coction *pathologique*, avait été appelée *pépasmos* (de *pectein*, cuire) par les anciens qui cherchaient à rappeler par ce mot la maturation des *fruits*. Hippocrate, à qui rien n'échappait, l'avait présentée comme une *correction*, une *modération*, une *modification* de l'humeur morbifique;

Massaria, comme l'*atténuation* de cette matière;

D'Houllier, Liébaud et Mercurial, comme son *appropriation* à l'excrétion;

Sydenham et Ethmuller, comme la séparation de la matière *peccante* de celle qui est saine;

Boërhave, comme une modification dans la *cohésion*, dans la *consistance* de la matière, comme une *maturation* enfin;

Haller, comme une *réduction*, comme l'*assimilation* du *cru* au *cuit*;

Van-Swieten appelle *cuite* la matière qui, après avoir

produit la fièvre, a éprouvé des changements qui l'ont rendue moins nuisible et *propre à l'excrétion.*

Pour Frédéric Hoffmann, c'était comme pour Hippocrate, une *correction* de la matière *peccante.*

Les anciens étaient allés jusqu'à distinguer les humeurs en *cuites*, *non* cuites et *demi* cuites.

Galien cherchait les signes de la coction dans les crachats, les urines, les déjections alvines.

« On connaît la *crudité* des humeurs, dit Boërhave. par
» l'état de maladie, l'aggravation des symptômes. Il y a
» ordinairement sécheresse à la bouche, ardeur, aridité,
» roideur, quelquefois noirceur à la langue, limpidité ou
» couleur enflammée et brillante des urines, aridité de la
» peau, sécheresse du bas-ventre, ou bien déjections sé-
» reuses, soif vive, météorisme, tension, dureté plus ou
» moins douloureuse du bas-ventre et des hypocondres,
» dureté et tension du pouls.

» Le *pépasme*, ou coction pathologique, s'annonce, au
» contraire, par le rétablissement des fonctions dans leur
» état naturel, par la diminution considérable ou la ces-
» sation des symptômes, par la diminution de la mala-
» die, pourvu cependant que les forces vitales se sou-
» tiennent ou augmentent. L'humidité de la bouche, la
» mollesse de la langue, la souplesse du bas-ventre et des
» hypocondres, la disposition molle et souple de la peau,
» les urines bilieuses et safranées, les déjections bilieuses,
» la mollesse, la souplesse du pouls accompagnent le
» plus souvent cet état.

» Plus les fonctions reviennent à leur premier état, à
» l'état de santé, dit encore Boërhave, plus le produit
» des excrétions est semblable à celui des excrétions qui
» ont lieu dans l'état naturel, plus la *coction est par-*
» *faite.* »

La *coction* détruit donc la maladie, rétablit l'ordre des fonctions dans l'organisme, et ramène la santé.

Plus elle est *complète*, plus la guérison est radicale.

Les maladies se terminent d'ordinaire heureusement : ou par la simple *résolution*, ou par l'*évacuation.* Les anciens désignaient sous le nom de *lysis* (de *lusis*, solution) la crise salutaire qui s'opère *sans phénomène apparent.*

Il peut même se présenter trois modes de terminaisons, dans les cas de coction morbifique :

Ou la coction assimile en totalité la matière morbifique,
Ou elle en prépare l'expulsion complète;
Ou une partie est assimilée et l'autre expulsée.

La coction, dans les maladies *aiguës*, survient dans
quelques jours ou tout au plus dans quelques semaines;
dans les maladies *chroniques*, elle ne s'opère qu'après
quelques mois, même assez souvent après quelques années.

« Il faut, dit Galien, que la coction précède, que la
sécrétion succède et ensuite l'évacuation. »

La chaleur *accélère* la coction des humeurs. Aussi celle-
ci est-elle beaucoup plus active en été qu'en hiver. Sydenham qui avait remarqué cet effet disait que la *fonte
des humeurs* avait lieu au printemps. Il voulait exprimer
par là la résolution des fluides épaissis, accumulés dans
l'organisme pendant l'hiver. On peut se former une idée
de ce phénomène, en se rappelant ce que certains animaux éprouvent au printemps (la marmotte, par exemple)
après le sommeil prolongé dans lequel ils ont été plongés
pendant l'hiver.

La *graisse* n'est autre chose que l'humeur *sébacée*,
épaissie et fixée sur divers points de l'organisme. Elle est
sécrétée par des glandes sous-cutanées, alimentées par
des vaisseaux artériels. C'est une sorte de dépôt qui rentre
plus tard, au moment de sa *fonte*, dans la circulation.
Elle est généralement le produit de l'usage d'alimens dits
respiratoires, parcequ'ils développent seulement de la
chaleur, par opposition aux alimens *plastiques* qui engendrent la chair et dont la substance ne se dissipe pas
entièrement en produits gazeux.

Chaque maladie se résout d'une manière particulière,
c'est-à-dire se termine par des évacuations différentes,
par suite du siége, de l'abondance et de la nature des
humeurs qui ont subi la coction. Les unes se résolvent
par des *sueurs*, d'autres par l'*expectoration*, d'autres
par la diarrhée, par le ptialisme ou la salivation, par le
flux hemorrhoïdal, le cours des urines, etc.

La *turgescence* est un état de *tendance* des humeurs
non fixes à s'écouler, à chercher une issue, *avant leur
coction*. Il faut alors, selon Hippocrate et Galien, *seconder* cet effort que tente la nature pour se débarrasser du
principe qui la gêne.

C'est seulement dans ce cas (disent-ils ainsi que les
autres humoristes qui leur ont succédé) qu'il est permis
de purger, *avant la coction*. Mais ce cas est très-rare. Hip-

pocrate en cite un exemple dans le traitement du fils de Pithon.

L'orgasme ou état de *turgescence* des humeurs n'est point de durée. Il ne persiste pas souvent au-delà *d'un jour* : il faut donc *saisir l'occasion*, dit Hippocrate ; il est alors souvent dangereux de retarder.

Les anciens ont généralement défendu de provoquer les évacuations, dans les premiers temps des maladies ; avant d'employer les purgatifs, disent-ils, il est nécessaire d'attendre que la matière sur laquelle on veut agir soit mobile, c'est-à-dire rendue *fluxile* par la coction.

Ainsi Hoffmann prescrit de n'*agiter* la matière morbifique, de ne la mettre *eu mouvement*, de n'en tenter l'évacuation, qu'après l'avoir préparée à l'excrétion, c'est-à-dire après la coction.

D'autres, la regardant aussi comme cause de toutes les maladies, pensent que ce n'est qu'en l'évacuant qu'on obtient la guérison. Ils croient (et nous inclinons vers leurs manière de penser) qu'en en diminuant *dès le début de la maladie*, la quantité, celle qui reste résiste moins aux forces modificatrices de la nature, qu'elle est plus aisément altérée, atténuée, rendue fluide et que l'expulsion en devient plus facile. Ils s'appuient d'ailleurs sur ce précepte d'Hippocrate : *Incipientibus morbis, si quid videtur movendum, move.*

C'est, en grande partie, sur ce principe que repose la doctrine exposée en cet ouvrage. Nous croyons cependant qu'elle doit être modifiée, selon ce sentiment de Baglivi.

Baglivi rejetait absolument les purgatifs, dans les commencements de toutes les maladies *aiguës* et de celles accompagnées d'une inflammation ou d'une disposition inflammatoire ; il ne les employait que dans les cas opposés, lorsqu'il y avait, dans les premières voies, une grande accumulation de matières putrides, lorsque la chaleur des fluides n'était pas considérable, lorsqu'en même temps, il y avait *turgescence* (voir ce mot).

« Quoiqu'il en soit (disait cet habile praticien), chacun abonde dans son sens. Je ne blame la méthode de personne, mais j'apprends de tout le monde. Je guéris mes malades par les lois de la *coction* et des *crises*, qui nous ont été transmises par *Hyppocrate*. Je purge par intervalles les humeurs, lorsqu'elles sont *cuites*, ou je les évacue par d'autres voies ; c'est ainsi qu'avec le temps et la patience je termine heureusement la guérison : je réussis, cela me suffit.

Nous terminons ici ce que nous avons à dire sur le *pé-pasme* : le sujet exigerait des volumes. Notre intention était de faire ressortir cette magnifique conception d'Hippocrate, qui seule suffirait pour l'immortaliser. Sans elle, en effet, il n'y a pas de médecine possible : elle est la base fondamentale de toute médication rationnelle.

Que dire donc de l'aveuglement des modernes qui ont relégué cette admirable doctrine parmi les *erreurs de l'esprit humain* et qui poussent l'ignorance ou la mauvaise foi jusqu'à ne la faire figurer, dans leurs écrits, qu'à titre de *renseignement historique!*...

TABLE

Emploi

des

PURGATIFS

dans

les divers cas de maladie.

Passons successivement en revue les principaux cas de maladie, dans lesquels les *évacuants*, et particulièrement les purgatifs, peuvent être employés avec avantage.

Ce sera pour nous l'occasion d'exposer avec quelques détails la doctrine de l'*humorisme* et de faire ressortir sa supériorité sur les ssytèmes de médecine que l'ignorance ou le charlatanisme a préconisés et dont le caractère distinctif est de ne pouvoir logiquement lier deux faits.

Fièvres.

La fièvre est le *symptóme*, la manifestation de la maladie et non la maladie elle-même, dont la *cause* réside dans une *altération des fluides* ou dans une affection organique provoquée par leur altération. Ainsi, les fièvres dites bilieuses, muqueuses, pernicieuses, etc., sont des affections bilieuses, muqueuses, pernicieuses avec *symptómes fébriles*. Elles sont dues à une *surabóndance* ou à une *altération* de la bile, de l'albumine du sang ou de la masse de la constitution sanguine. *Arréter la fièvre* n'est donc pas opérer une guérison ; c'est supprimer le *symptóme* de la maladie, *sans en atteindre la cause.*

Les fièvres *éphémères* sont celles dont la cause étant peu puissante, s'atténue elle-même ou ne manifeste sa présence que dans certaines conditions. Comme elles disparaissent sans aucun traitement, on est dans l'usage de n'y faire aucune attention.

Les fièvres *intermittentes* ou à retour *périodique* plus ou moins régulier, plus ou moins éloigné, présentent ordi-

nairement dans leur accès *trois* époques ou stades : celui
du *froid*, — celui de la *chaleur*, — et celui de la *sueur*,
qui est généralement suivi de calme, parce qu'à chaque
accès, une plus ou moins grande quantité du *virus fébrile* a été expulsée.

Ainsi, on peut considérer l'accès fébrile comme une
crise, dans laquelle une partie des *fluides altérés* est éliminée de l'organisme, par un effort que suscite leur présence, au moment où ils ont atteint le degré de causticité
nécessaire pour la produire, et expliquer sa *périodicité*
par le laps de temps régulièrement nécessaire à leur formation.

Deriver, à l'aide d'évacuants, cette humeur ou virus
febrile qui tend à se porter vers la peau pour y chercher
une issue, c'est donc supprimer la cause du mal et sa
manifestation. Voilà pourquoi l'usage des *purgatifs*, à doses rapprochées, arrête subitement les fièvres, en expulsant de l'organisme leur cause immédiate. Ces évacuants
l'emportent de beaucoup sur le *sulfate de quinine* qui ne
guérit pas toujours et ne guérit d'ailleurs que le *symptôme*.

L'activité du traitement doit être en raison de l'intensité du symptôme. Si le mal est peu violent, quelques
purgations *espacées*, de trois en trois jours, par exemple, suffisent pour l'enrayer; mais s'il s'agit de fièvres
dites malignes, pernicieuses, etc., occasionnées par une
profonde altération des humeurs, et que la vie soit sé-
rieusement menacée, il faut agir activement, adminis-
trér les purgatifs *coup sur coup*, au moins un par 24
heures, de manière à modifier puissamment et promptement la constitution sanguine.

Les fièvres *continues* n'étant que des affections dans lesquelles la production ou la génération du principe morbide va toujours croissant, comme dans l'affection typhoïde des modernes, c'est surtout dès l'invasion du mal
qu'il faut agir; quelques *purgatifs* donnés *au début* de
la maladie suffisent souvent pour l'enrayer.

Nous ne parlerons pas des fièvres dites *rémittentes*;
maladies qui affectent, d'une part, tous les caractères des
fièvres *continues*, et de l'autre, ceux des affections *intermittentes*. Ces maladies complexes, dues aux innombrables modifications que peut éprouver le sang par son altération, réclament le même traitement que les précédentes.

Terminons en reconnaissant qu'il est des fièvres qui n'ont
pas leur cause immédiate dans l'infection du sang, mais

bien dans la viciation de l'air ou dans l'insalubrité des eaux employés en boisson : telles sont celles produites par le voisinage des marais qui laissent dégager des émanations méphitiques, etc. On conçoit que pour les combattre avec plus d'avantage, il faudra se soustraire aux influences de l'air et des eaux. Ce qui prouve péremptoirement que les fièvres sont dues à un *virus* où principe morbifique *développé* ou *introduit* dans le sang, c'est qu'elles cèdent toujours à l'emploi des purgatifs, et aussi facilement dans le dernier que dans le premier cas. En effet, à Rochefort où la fièvre est endémique, on ne la guérit qu'à l'aide de purgatifs.

La fièvre typhoïde qui parait attaquer de préférence les sujets de 15 à 30 ans, présente assez ordinairement un caractère propre à toute décomposition du sang : il se dégage du corps des malades des exhalaisons d'odeur animale, spécifique à cette maladie. L'altération du sang est souvent même tellement profonde qu'on trouve, après la mort, des ulcérations de la membrane muqueuse intestinale, ravages qui ne peuvent être expliqués que par l'âcreté, la causticité du principe morbifique, assez forte pour corroder les tissus.

Dans les affections typhoïdes, c'est surtout au début de la maladie qu'il faut agir. Il ne faut pas attendre, pour administrer les *évacuants* que l'infection du sang ait réagi sur le cerveau. Il est alors presque toujours trop tard.

Névralgies.

Le siége de ces maladies paraît être dans le système nerveux. Leur caractère essentiel est une sensation douloureuse sur le trajet d'un nerf, sans rougeur ni gonflement apparent des muscles.

Toutes les parties du corps peuvent être le siége de ces maladies. Celle de la face, connue sous le nom de *tic douloureux*, cause souvent les doulours les plus vives ; celles désignées sous le nom de *douleurs sciatiques*, qui partent du haut et de la partie postérieure de la cuisse et s'étendent quelquefois jusqu'au bout du pied sont plus graves et entraînent souvent la perte de l'usage de ce membre.

La stase de l'*humeur* séreuse ou aqueuse, dans les muscles où viennent s'épanouir les ramifications nerveuses, paraît-être la cause de leur état d'excitation. L'expulsion de cette sérosité viciée, à l'aide des évacuants répétés, est le traitement le plus rationnel. Mais il faut le

employer au début de la maladie et en prolonger longtemps l'usage.

On conçoit combien , dans toutes les affections *nerveuses* qui ont pour cause une altération des fluides , le mouvement et un exercice violent qui provoque d'abondantes
sueurs sont propres à les calmer , et cela par la seule
expulsion de l'organisme du principe générateur de la
maladie. Aussi observe-t-on que les personnes sédentaires
ou peu adonnées au travaux de force y sont plus exposées
que les autres. Tant il est vrai que la stase plus ou moins prolongée des *humeurs*, dans certaines parties de l'économie,
est la seule cause de ces affections *nerveuses* !

Rhumatismes, Douleurs, Fraicheurs.

Ainsi que les douleurs névralgiques que nous venons de
mentionner et avec lesquelles ils ont de grands rapports ,
les rhumatismes , douleurs ou fraîcheurs sont aussi sujets à une certaine *périodicité*. Quelquefois le siége de la
douleur change. Toutefois les affections rhumatismales
diffèrent des névralgies en ce que le *mouvement* en atténue la vivacité, tandis qu'il l'exalte dans les névralgies, et
que le siége de la douleur , qui change quelquefois (selon le déplacement des humeurs) ne paraît pas suivre le
trajet des nerfs.

La cause de ces affections paraît être la même que celles des *névralgies* dont nous venons de parler : le traitement doit être identique.

Rhumatisme articulaire aigu.

Douleurs aux articulations s'accroissant par le toucher
et le mouvement et présentant les caractères de l'inflammation , c'est-à-dire chaleur , gonflement et quelquefois
rougeur , le tout avec fièvre et transpiration presque continue. Un des caractères les plus constants de la *fluxion articulaire* , et qui la distingue de la *goutte*, est de passer
quelquefois d'une articulation dans une autre.

La cause de cette affection étant analogue à celle de
l'affection précédente, exige le même traitement.

Goutte.

La *goutte* attaque particulièrement les petites articulations et notamment celles des extrémités inférieures. Elle
commence le plus souvent par les orteils. Les accès faibles d'abord , de courte durée et éloignés , se rapprochent
de plus en plus et croissent en intensité. Il y douleur ,
gonflement et rougeur : le mouvement et le toucher augmentent aussi la souffrance.

L'âge mûr et la vieillesse sont plus sujets à la goutte que la jeunesse; la bonne chère et le repos l'engendrent plus souvent que la sobriété et le travail; ce qui prouve que ces névralgies sont dûes à la stase de fluides viciés, à une altération des sécrétions synoviales.

Il n'est pas de maladie sur laquelle on ait plus écrit que sur la goutte et sur laquelle on ait essayé plus de moyens, mais toujours sans succès. Les *purgatifs*, seuls jusqu'à ce jour, ont produit de bons effets, surtout lorsqu'ils ont été administrés au début de la maladie.

Remarquons cependant que, dans la période aigue, la purgation, en mettant les humeurs *en mouvement*, semble quelquefois exalter la douleur. Dans ce cas au lieu d'insister, il est convenable de suspendre pendant quelques jours le traitement, pour le reprendre ensuite.

Le mouvement, les frictions, un régime peu nourrissant, l'emploi de la chaleur *sèche*, tout ce qui peut contribuer à faire circuler et à disperser l'*humeur* fixée sur les parties douloureuses, sont utilement employés dans ce traitement. — On évitera avec soin l'emploi des cataplasmes émollients qui, en imprégnant d'eau les tissus, les gonflent et en accroissent la douleur, ou l'on interposera entre le cataplasme et la partie malade, un morceau de taffetas ciré.

Dans les cas de *goutte* dite *remontée*, quand le malade est menacé de suffocation, on doit recourir aux dérivatifs les plus actifs, tels que vésicatoires, sinapismes, etc. Mais ces attaques sont facilement prévenues par l'emploi des purgatifs, pris à temps.

Épilepsie.

L'épilepsie, appelée aussi mal *caduc*, mal *sacré*, *haut-mal*, présente pour symptômes caractéristiques des attaques convulsives avec perte complète de connaissance. On observe chez quelques individus des symptômes précurseurs, tels que des embarras de tête, des engourdissements dans les membres, du dégout pour les alimens et surtout des changemens dans le caractère: ils deviennent tristes, moroses, susceptibles, etc.

La durée de l'attaque est toujours courte et ne dépasse jamais cinq à six minutes. La contraction cesse, la respiration redevient libre, la face pâlit, la peau se couvre souvent d'une *sueur* abondante, et le malade tombe quelquefois dans un profond assoupissement qui dure de 15 à 20 minutes. L'attaque peut avoir lieu à toute heure de la journée ou de la nuit et aussi se renouveler plusieurs fois. dans les 24 heures.

Puisque, dans cette crise, la nature rejette avec effort de l'économie animale une sueur souvent abondante et que le calme apparaît tôt après, il est rationnel de penser que ce *detritus* de l'organisme agit sur le système nerveux qui est le plus profondément affecté, à la manière de certains *virus*, et que son expulsion seule suffit pour rétablir le bien-être. L'usage des *purgatifs* qui préviennent l'accumulation des fluides viciés, en les dérivant vers les voies basses, est de tous les moyens jusqu'ici préconisés celui qui doit être préféré.

Hystérie.

Cette maladie est caractérisée par des accès convulsifs, avec suspension incomplète des facultés sensitives et intellectuelles.

Quelques malades sont avertis de ces attaques par la sensation d'un corps étranger, d'une boule qui monte vers l'abdomen et s'élève vers la poitrine, la gorge, et cause une sensation de gêne et de strangulation ; c'est la *boule hystérique*. — D'autres malades éprouvent une douleur extrêmement vive sur un point très circonscrit du corps ; c'est le *clou hystérique*, qui se fait sentir particulièrement à la tête.

L'hystérie étant particulière aux *femmes*, on doit en conclure que le sexe y prédispose ; mais la maladie ne doit pas exclusivement tenir, ainsi qu'on l'a supposé, à des besoins organiques, puisque les femmes mariées y sont sujettes comme les filles. Elle a son siége dans la masse des fluides, et l'on sait que, chez la femme, à de certaines époques, ceux-ci contractent une *âcreté* qui impressionne vivement le système nerveux et détermine même, chez quelques-unes, de violents maux de dents. Les *vapeurs* auxquelles elle sont exposées ont une cause analogue. Soustraire du sang, à l'aide des *purgatifs*, cette partie viciée des fluides est le traitement qu'indique le raisonnement et qu'a justifié l'expérience.

Observons toutefois que la prudence conseille d'employer les purgatifs *après* et non *avant* les menstrues, afin de compléter et non d'entraver une évacuation naturelle si importante pour la santé de la femme.

Chorée.

La chorée ou *danse de Saint-Guy* est une maladie caractérisé par les mouvemens involontaires, plus ou moins désordonnés, de la totalité ou d'une partie des muscles qui sont sous l'empire de la volonté. Quelquefois les muscles sont convulsés et toutes les parties du corps sont dans une agitation continuelle; mais le plus souvent la chorée est partielle; elle affecte parfois tout un côté du corps; d'autrefois, c'est la face, un bras ou une jambe seulement.

Les malades gesticulent et grimacent souvent de la manière la plus bizarre et ne peuvent parler qu'en bégayant et marcher qu'en sautant. L'hystérie chez les femmes, l'épilepsie dans les deux sexes, compliquent assez fréquemment la chorée, et ces complications sont toujours fâcheuses.

La chorée étant une affection nerveuse comme les précédentes, et ayant comme elles son origine dans une altération des fluides, doit être traitée de la même manière.

Catalepsie.

Cette maladie consiste dans des attaques plus ou moins fréquentes, caractérisées par la suspension plus ou moins complète de l'entendement, accompagnées d'une raideur extrême, partielle ou générale du système musculaire. Les membres présentent quelquefois une telle rigidité qu'il est impossible de leur imprimer des mouvemens.

L'emploi des évacuants n'a pas été essayé dans cette affection assez rare. Ce n'est donc que par analogie avec les précédentes qu'elle doit être soumise au même traitement.

Tétanos.

Son symptôme caractéristique est une contracture extrême et continue d'un plus ou moins grand nombre de muscles. Le tétanos a généralement pour cause, une blessure grave; mais, dans certaines contrées tropicales, il suffit souvent d'une simple piqure pour donner lieu à des accidens tétaniques qui entraînent la mort en peu de temps.

Cette maladie qui peut devenir mortelle en quelques heures est toujours grave et réclame des moyens prompts et énergiques. Comme tous les sujets ne sont pas également propres à la contracter, sous l'influence des mêmes causes, il doit nécessairement exister chez ceux qui sont susceptibles d'en être atteints, une prédisposition marquée, et celle ci ne peut tenir qu'à la nature du milieu dans lequel fonctionne le système nerveux. C'est pourquoi, par analogie, nous sommes porté à croire que l'emploi des évacuants peut-être utile dans cette affection; mais il ne faut pas perdre de temps : si la contraction des mâchoires qui se montre souvent ne permet pas d'introduire des liquides par la bouche, on aura recours à des évacuants administrés en lavement.

Hypocondrie.

Cette maladie passe généralement pour une affection plutôt morale qu'organique ; mais il est rationnel de penser que les troubles moraux et intellectuels ne sont que la conséquence d'une lésion quelconque de l'organisme, d'un dérangement dans les fonctions gastro-intestinales, et celles-ci ne peuvent avoir pour origine que cette *cause générale* que nous signalons dans la plupart des affections du tube intestinal ; savoir l'existence de fluides viciés, altérés dans leur nature première, par les fonctions incomplètes de l'organisme et particulièrement par celles de l'hématose qui en modifie si puissamment la composition. Aussi a-t-il été remarqué que les hypocondriaques ont généralement la poitrine étroite et aiment peu l'exercice.

La purgation est d'autant mieux indiquée dans cette maladie que la *constipation* est un des principaux symptômes.

Affections éruptives.

« Les affections éruptives, connues sous les noms de rougeole, scarlatine, variole, etc., sont caractérisées par des rougeurs à la peau avec tuméfaction, élevures, papules, pustules, vésicules, etc., précédées et accompagnées de troubles généraux plus ou moins intenses.

» Plusieurs de ces affections ont cela de remarquable qu'elles atteignent le plus grand nombre des sujets , surtout dans les premières années de l'existence. Il semble que l'homme en apporte le germe en naissant et qu'elles proviennent d'une cause héréditaire qui se transmet avec la vie. Les affections éruptives que nous avons ici en vue peuvent être considérées comme des crises *dépuratives* , et peut-être beaucoup de maladies graves de l'enfance sont-elles dues à l'absence de cette crise.

» Quoiqu'il en soit, de toutes les maladies qui affligent l'espèce humaine, il n'en est pas qui consistent plus visiblement dans une altération des humeurs que les affections éruptives. En effet, tout ce que l'on observe dans ces maladies, offre l'aspect d'un travail fermentescible, expulseur par lequel la matière morbifique et les fluides altérés sont rejetés hors de l'économie ; et, qu'on le remarque bien, le calme ne se rétablit et qu'après l'éruption critique, qu'après l'expulsion des matières qui menacent la vie. » (*Signoret*)

Les saignées prescrites dans ces affections, ont presque toujours les résultats les plus funestes. En arrêtant les efforts salutaires de la nature, en faisant avorter la crise dépurative, on empêche l'expulsion des *virus* qui ne tardent pas à réargir sur l'économie, et l'on peut rendre mortelles des maladies qui, abandonnées à elles-mêmes, se terminent presque toujours heureusement. Il faut donc ici laisser la nature agir, et ce n'est que lorsque la crise éruptive paraît difficile et s'accompagne de symptômes qui inspirent des craintes, qu'il faut recourir aux évacuants.

Les affections éruptives sont de deux espèces : celles auxquelles ou semble être prédisposé en naissant, telles que la rougeole, la variole, et celles qui paraissent être dues à des causes accidentelles, fortuites, telles que l'urticaire, la suette. Ces deux espèces de maladie règnent souvent d'une manière *épidémique* et avec assez de gravité. Dans ce cas, une influence extérieure, une cause générale paraît être la cause *déterminante* de la maladie, celle qui la fait éclore et se manifester.

Nous allons brièvement les passer en revue.

Rougeole.

Cette affection est caractérisée par des taches rouges, lenticulaires, précédées et accompagnées de troubles généraux plus ou moins intenses.

Les symptômes précurseurs de cette maladie sont les suivants : lassitude, frissons, maux de tête, perte d'appétit, nausées, vomissemens, éternuemens fréquents, larmoiement, toux se reproduisant par quintes, écoulement plus ou moins abondant d'un liquide *âcre* par les narines ; oppression, délire.

Plusieurs de ces symptômes appartiennent à la plupart des états morbides ; d'autres à toutes les maladies éruptives ; mais l'écoulement du *mucus* par les narines et la toux *croupale* caractérisent plus particulièrement la rougeole et distinguent cette affection de la scarlatine, avec laquelle elle pourrait être confondue à son début. Tous ces symptômes varient d'intensité et précédent l'éruption de deux, trois et quelquefois huit jours ; en général, plus la période dite d'*invasion* est longue, plus il y a de gravité. Enfin, on remarque des taches rouges, assez semblables à celles produites par les *piqûres de puces*, mais se réunissant ensuite et formant des plaques irrégulières et présentant, au-dessus de la peau, de légères élevures, peu visibles à l'œil, mais très sensibles au toucher.

La face est la première partie envahie par l'éruption qui gagne ensuite le cou, la poitrine et successivement toutes les parties du corps. Une démangeaison assez incommode accompagne d'ordinaire cette éruption; l'affaissement des papules rubéoliques et leur disparition ont lieu généralement du deuxième au quatrième jour de leur apparition, et en suivant l'ordre dans lequel elles se sont développées. Presque toujours, après que l'éruption est achevée, les troubles généraux et locaux cessent ou sont du moins beaucoup atténués; la peau se couvre de follicules furfuracés, débris de l'épiderme détruit par l'éruption, et la santé se rétablit. L'oppression et la toux sont les symptômes qui persistent le plus longtemps. La durée de la rougeole est, en général, de huit à douze jours.

Tout le monde reconnaît la rougeole, lorsque l'éruption est bien développée; mais souvent on la méconnaît à son début, c'est-à-dire avant l'apparition des tâches; et si, dans ce cas, croyant avoir affaire à une irritation du tube digestif, on emploie les moyens dits *antiphlogistiques* ou *réfrigérants*, on s'expose aux accidents les plus graves. Cette médication intempestive suspend le travail éruptif, et la matière morbifique, au moment d'être expulsée, rentre dans la circulation et cause des affections cérébrales, des convulsions souvent mortelles. Loin de chercher à arrêter l'éruption, on doit faire en sorte de la favoriser, en employant des boissons légérement aromatiques, *portant à la peau*, telles que l'infusion de thé, de capillaire, de mélilot ou herbe à mon père, etc.

Ce n'est que lorsque cette éruption est lente à s'opérer et *incomplète*, que l'on doit avoir recours aux *évacuants*, en commençant toujours par un *vomitif*. L'éruption apparaît souvent avec abondance immédiatement après. On purge ensuite une ou deux fois, et, si l'éruption se manifeste avec facilité, on la laisse alors se développer, en administrant toujours des boissons *chaudes* et légèrement *aromatiques*.

Si, après la disparition de l'éruption, quelques symptômes locaux persistent et surtout semblent s'aggraver, comme la toux, l'oppression; ou s'il survient quelques accidents comme des ophtalmies, des engorgemens glanduleux et phlegmoneux, dans tous ces cas, il faut *purger* plusieurs fois de suite, car une grande partie du *virus* destiné à être expulsé pendant l'éruption n'est pas sortie de l'organisme.

Autrefois, on avait la mauvaise habitude d'étouffer les malades affectés de rougeole ou de variole sous d'épaisses couvertures, dans la crainte du froid, et l'on n'osait, toujours pour les mêmes raisons, changer leur linge. On se contente aujourd'hui de les garantir du froid et surtout de leur administrer des boissons *froides*, jusqu'à ce que la crise éruptive soit passée.

Terminons en émettant ici une opinion sur les effets merveilleux des purgatifs ; c'est que si l'on en administrait, en quantité convenable, *avant l'éruption*, on arriverait à prévenir tout-à-fait celle-ci. Nous pensons que rien ne serait plus facile que de la *révulser* sur le tube digestif, et que la secrétion ou l'expulsion du *virus* morbifique s'y opérerait aussi complètément qu'à la périphérie du corps.

Scarlatine.

Elle ressemble beaucoup à la rougeole, surtout quant aux symptômes précurseurs ; mais elle en diffère par la forme de l'éruption qui, au lieu de tâches lenticulaires, présente de larges plâques irrégulières. Elle diffère encore de la rougeole en ce qu'elle est plus rare et qu'elle affecte moins souvent les enfans que les adultes.

Les signes précurseurs de la scarlatine sont à peu près les mêmes que ceux de la rougeole : lassitude, frissons, perte d'appétit, nausées, vomissemens, délire même, mal de gorge avec gêne de la déglutition, assoupissement. Puis apparaissent des taches d'un rouge pointillé, qui s'agrandissent, se réunissent et finissent par donner à tout le corps une couleur uniforme qui disparaît sous la pression du doigt. La peau est tuméfiée, sèche, brûlante et les malades éprouvent un prurit très fatigant. C'est particulièrement à la face, aux mains et aux pieds que la tuméfaction est plus considérable.

Le développement de la rougeur dure de deux à quatre jours ordinairement, puis elle s'efface et la peau se couvre d'écailles furfuracées, débris de l'épiderme qui se détache. La langue se dépouille de l'enduit blanchâtre qui la recouvrait et présente, ainsi qu'à l'intérieur de la bouche, une teinte d'un rouge violet. La période de desquammation dans la scarlatine est, en général, plus longue que dans la rougeole et se complique le plus souvent d'accidens qui rendent plus difficile le retour à la santé. Un des accidens consécutifs des plus graves et des plus fréquents de cette maladie, c'est l'anasarque ou hydropisie du tissu cellulaire sous-cutané.

Dès l'apparition des premiers symptômes de la maladie, il faut recourir aux *évacuants*, en commençant par le vomitif. On garantira surtout les malades du froid.

Variole ou petite vérole.

Cette maladie est particulièrement caractérisée par une éruption de *boutons pustuleux*, plus ou moins confluens, qui se termine par *dessication*. Le virus de nature ammoniacale qui s'y développe est assez caustique pour corroder la partie du derme avec laquelle il est en contact prolongé.

L'invasion de la maladie s'annonce par tous les symptômes généraux que nous avons décrits pour la *rougeole* et la *scarlatine*; savoir : abattement, frissons, dégout, nausées, vomissemens, chaleur de la peau, brisement des membres, douleur dans le dos, à l'épigastre, coryza, maux de tête, agitation, fièvre vive, soif, anxiété, délire, quelquefois mouvemens convulsifs. Ces symptômes varient beaucoup d'intensité, selon la gravité de la maladie.

Après une durée qui n'a rien de fixe, mais qui est ordinairement de trois à cinq jours, on remarque des taches rouges, sur lesquelles s'élèvent bientôt des boutons qui prennent la forme vésiculaire, et dans lesquels s'accumule un fluide séreux, d'abord incolore, mais qui devient *trouble* et d'une teinte jaunâtre. Le menton, le tour des lèvres, le front sont les parties sur lesquelles se montrent d'abord les boutons.

Les pustules d'abord convexes, puis légèrement aplaties vers leur centre, prennent, du 4ᵉ au 7ᵉ jour, une forme hémisphérique; le pus qu'elles contiennent devient plus *consistant* et le cercle inflammatoire qui les entoure se dessine davantage. Vers le 8ᵉ jour, l'éruption paraît avoir acquis le plus haut dégré de développement; la *fièvre* se calme, mais se ranime peu de jours après par l'effet de la résorption d'une partie du pus, tandis que l'autre, s'écoule par les pustules crevées. Cette supuration est accompagnée de délire, de vomissemens, de diarrhée et d'une toux très fatigante.

Du 10ᵉ au 12ᵉ jour commence ordinairement la *supuration*. Les pustules laissent écouler un liquide jaunâtre qui se durcit et forme une croûte rugueuse qui prend une teinte noirâtre en se desséchant; tous les symptômes s'améliorent à cette époque, les *croûtes se détachent* successivement et les fonctions se rétablissent.

Quelquefois, il ne reste aucune trace de la variole, mais, le plus souvent, la peau conserve la *cicatrice en creux* de chaque pustule, effet dû à la causticité, du virus alcalin qui a séjourné à sa surface. On a cherché à prévenir ces difformités par divers moyens dont aucun n'a encore réussi complètement. Beaucoup d'accidens peuvent être la suite de la variole, tels que des ophtalmies qui entraînent parfois la perte complète de la vue, des dépôts phlegmoneux et la surdité.

Ce serait ici le lieu d'apprécier les effets du *vaccin*. Nous en énumérerons seulement les *inconvénients*.

Le vaccin, à la suite d'un certain nombre de transmissions, paraît perdre une grande partie de sa force préservatrice. Sans parler ici d'affections *dartreuses* qu'il peut inoculer, il a été observé que les enfans qui ont subi son inoculation, qui ne préserve pas toujours de la variole, sont plus sujets que les autres aux affections des *voies aëriennes*, et particulièrement du *croup* ; que l'action fébrile que détermine l'inoculation du vaccin accélère d'une manière sensible la circulation et dispose aux maladies du cœur ; que le résultat de cette opération est souvent la répercussion du *virus* de la variole sur un des principaux viscères ; de là, de graves maladies organiques ; enfin, en voyant les hommes d'ajourd'hui si vieux avant l'âge, il est permis de se demander si le vaccin, en accélérant les fonctions vitales, à l'entrée de la vie, ne l'abrège pas d'une manière notable, tandis qu'il est passé en proverbe que les maculatures de la petite vérole sont un *brevet de longue vie*.

Selon nous, l'effet le plus marqué du vaccin est de développer, extraordinairement pour l'âge du sujet, les foctions de l'hématose. Or, celle-ci doit-être considérée comme un des moyens *dépuratoires* de la masse sanguine. Elle peut donc, jusqu'à un certain point, expliquer la dispersion, par les voies aëriennes, du virus variolique au fur et à mesure qu'il se forme dans l'organisme. Cela peut être, mais n'est-il pas sans inconvénient d'ouvrir trop tôt chez l'enfant les *sources de la vie*, en accélérant la circulation dans une proportion plus grande que ne veut la nature ? Enfin, en dispensant de la variole, n'expose-t-on pas le sujet à des affections aussi dangereuses et moins inévitables ? Là est toute la question, que l'avenir seul peut résoudre.

Lorsque l'on n'a pas pu ou pas voulu prévenir la variole, on doit, dès l'apparition des premiers symptômes, faire *vomir*, puis *purger*, jusqu'à ce que la fièvre ait cessé. Lorsque l'éruption marche bien et que les malades sont sans fièvre, on peut, comme dans la rougeole, abandonner la maladie à elle-même et s'en tenir aux soins de régime et d'hygiène : alimens sains, peu abondants boissons légères tièdes, bouillons peu substantiels d'abord, température douce, air souvent renouvelé, etc.

Varioloïde.

Affection caractérisée par une éruption de boutons pustuleux plus ou moins confluents, présentant beaucoup d'analogie avec les boutons varioliques. Elle semble se développer sous les mêmes influences que la variole ; elle se transmet, comme celle-ci, par l'inoculation, sur les sujets qui n'ont pas été vaccinés ou qui n'ont pas eu la petite vérole, de laquelle elle paraît préserver.

Les symptômes de la varioloïde sont les mêmes que ceux de la viariole, mais les pustules sont plus côniques, se dessèchent *sans suppurer*, du 8 au 10 jour de la maladie, et la peau, au lieu de présenter une perte de substance à la place où était le siége de la pustule, offre un tubercule assez proéminent qui s'efface plus ou moins lentement. Cette maladie est loin de présenter la gravité de la variole, avec laquelle on la confond souvent. Recourir, dès son début, à l'emploi des purgatifs, en commençant s'il est possible par un vomitif. Du reste, les soins à observer, sont les mêmes que pour la variole.

Urticaire.

Cette maladie, du reste assez bénigne, est caractérisée par une éruption d'élevures ou boutons d'un jaune pâle et comme vésiculés, assez semblables à ceux déterminés par la piqûre de l'ortie, d'ou lui vient son nom. Cette éruption qui se développe souvent à la suite de l'usage de mets salés, de moules et autres coquillages, est accompagnée d'une cuisson et d'un prurit très incommodes ; mais elle est presque toujours sans fièvre. Comme souvent *l'urticaire* n'est due qu'à l'ingestion inaperçue d'une substance virulente ou légèrement vénéneuse, elle passe généralement en peu de temps; mais elle est sujette à revenir, même plusieurs fois dans un jour. Dans ce cas, il faut avoir recours à l'usage des *purgatifs* qui la font disparaître aussitôt, ce qui prouve qu'elle n'est due qu'à un vice humoral ou a un *virus* récemment introduit dans le sang.

Les bains et autres agents externes suffisent souvent pour la faire disparaître; mais alors la cause reste dans le sang et peut manifester sa présence sous un autre forme.

Suette miliaire.

Sueurs abondantes, d'une odeur animale particulière, suivies le plus souvent d'une éruption miliaire. Elle règne souvent d'une manière épidémique et s'annonce ordinairement par des malaises, des lassitudes, la perte de l'appétit, puis viennent les sueurs fétides, d'abord locales, puis générales. L'épigastre est le siége d'un serrement pénible avec oppression ; la bouche est sâle, pâteuse, la soif vive ; il y a constipation ; les malades sont abattus, sont tristes, inquiets ; ils éprouvent à la peau des picotemens qui sont suivis d'une éruption de boutons miliaires, d'abord, rouges, durs, qui blanchissent ensuite et laissent échapper une sérosité blanchâtre.

Là *suette* est une maladie très grave, qui se termine souvent par la mort, lorsqu'on la traite par les moyens dits *antiphlogistiques*, qui arrêtent subitement le travail d'expulsion du principe vicié du sang. Tout annonce ici (dit Signoret) une profonde altération des humeurs et la nécessité d'une médication *évacuante* ; en effet, des sueurs fétides, une bouche pâteuse, saburrale, de la constipation et une crise éruptive, que faut-il de plus pour démontrer une maladie *humorale* et la nécessité de la *purgation ?* Il faut agir dans le sens qu'*indique la nature* pour expulser la cause de corruption.

Nous n'avons rien à ajouter à ces paroles pleines de sagesse, si ce n'est que, dans une épidémie de *suette* qui a eu lieu récemment à Beauvais, les *évacuants* ont été employés avec le plus grand succès.

Miliaire.

On donne ce nom à une maladie qui offre pour principal caractère, une éruption confluente de boutons durs, arrondis, ressemblant aux grains de *millet*.

Cette maladie assez bénigne, qui règne tantôt d'une manière épidémique, tantôt par cas isolés, se termine généralement en peu de jours par la desquammation, c'est-à-dire par la chute de l'épidemie des parties qui ont été le siége de l'éruption.

Comme dans la plupart des maladies éruptives, causées par l'expulsion d'un *virus* ou vice humoral quelconque, il faut, dès le début de la maladie, recourir à l'emploi des purgatifs.

Pemphygus.

On nomme *pemphygus* une maladie caractérisée par l'éruption de *bulles vésiculeuses transparentes*, assez semblables à des ampoules. Elles sont de forme variée et ont depuis une ligne jusqu'à plusieurs pouces de diamètre. Si l'on perce ces vésicules, il en découle un liquide séreux, quelquefois sanguinolent, mais le plus souvent de couleur jaune citrine et le fond de chaque vésicule apparaît rouge, enflammé.

Cette affection se termine généralement d'une manière heureuse : les bulles se vident, la sérosité se dessèche et, en quelques jours, tout a disparu. Mais quelquefois aussi, la guérison est plus difficile, les vésicules se succèdent, leur fond prend un caractère ulcéreux, *gangréneux* même, et il n'est pas rare de voir les malades succomber.

Comme dans toutes les affections éruptives, en général, le traitement le plus rationnel est la *purgation*.

Gale.

La gale est aussi une affection éruptive, mais qui paraît tenir à une autre cause que les précédentes. Ce ne serait plus un virus expulsé spontanément de l'organisme, mais bien une sérosité que ferait naître, à la surface de la peau et renfermée dans de petites vésicules, un insecte microscopique, nommé Acare (*Acarus Scabiei.*)

L'*acare* de la gale habite sous la peau, surtout dans les endroits voisins des articulations. Il s'y creuse (à la manière des taupes) un terrier ou sillon sous-cutané, en y excitant une très vive démangeaison. Si on l'en retire à l'aide de la pointe d'un aiguille, on le voit se mouvoir à la chaleur du soleil. Si on l'écrase sur l'ongle, il crève avec bruit, par la rupture de son enveloppe coriace, et il en sort un liquide aqueux. Il est d'une couleur blanche, à l'exception de la tête. Si on le regarde de plus près, il se rembrunit et offre quelque peu de rouge. On a peine à concevoir comment ce petit animal puisse se tracer de si longs sillons sous la peau. Il n'est pas inutile de faire observer que ces cirons n'habitent pas dans les pustules elles-mêmes de la gale, mais tout *auprès*; car il est de leur nature de vivre non loin de l'humeur séreuse ou aqueuse, rassemblée dans la vésicule qu'ils ont fait naître, et de périr, *sitôt que le liquide qu'elle renferme a été résorbé.* — Ce dernier fait expliquerait seul le mode d'action de la médication évacuante, dans le traitement de la gale, médication qui a pour effet d'opérer la prompte dessication des vésicules qui recouvrent la peau.

. Quoique, d'après l'*exposition de la méthode purgative* du docteur Signoret, les purgatifs guérissent cette maladie de la peau, nous ne relaterons ici que l'ancien traitement qui nous semble plus certain et qui consiste dans l'emploi de 70 à 80 grammes de *pommade citrine* en frictions sur les grandes articulations, le soir en se couchant, et l'emploi de 30 à 40 grammes de *soufre sublimé*, administré par pincées sur du pain beurré. Le soufre fait sortir la gale; le sel mercuriel de la pommade paraît alors opérer la destruction de l'*insecte*.

Ce traitement, le plus économique, le plus facile, réussit toujours.

Dartres.

Une dartre est le produit d'un *émonctoire* que la nature établit à la surface du corps, pour le débarrasser, d'un principe qui lui est nuisible, soit par sa trop grande abondance, soit par son action plus ou moins perturbatrice ou acrimonieuse. Ces fluides ou *humeurs* sont poussés du *centre* à la *circonférence*, charriées par les vaisseaux lymphatiques ou sanguins. Plus ou moins fluides d'abord, à leur départ du centre, ils *s'épaississent* à mesure qu'ils s'en éloignent ou qu'ils arrivent à la surface, par le refroidissement qu'ils éprouvent ou l'évaporation des parties liquides susceptibles de se vaporiser. Delà l'*engorgement* des vaisseaux sous-cutanés qu'ils remplissent.

Si l'on veut se rendre compte de la faculté qu'ont les dartres de *ramper*, il est facile d'en expliquer la cause. L'observation démontre que lorsque les vaisseaux que la nature a choisis d'abord pour charrier au dehors le principe qui entrave ses fonctions se trouvent gorgés, obstrués pour ainsi dire, par l'épaississement ou la solidification de ces humeurs, celles-ci, cessant de couler, empêchent les couches inférieures, encore fluides, de suivre la même route ; mais l'effort expulsif que fait la nature tant que la source de ces humeurs n'est pas tarie, les force à s'écarter et à suivre les vaisseaux voisins des premiers qui ne peuvent plus faire leurs fonctions ; bientôt à leur tour ils éprouvent la même incapacité, et la substance qui constitue la dartre, refoulée en tous sens, s'étend de plus en plus et rampe sur tout le tégument, au point quelquefois de le recouvrir entièrement.

Ces maladies de la peau affectent des formes très variées. Il en est de *farineuses*, ou qui se réduisent sous le toucher en écailles *furfuracées*. C'est la variété la plus bénigne. D'autres présentent des plaques crouteuses, plus épaisses, laissant échapper une sérosité plus ou moins corrosive, avec prurit plus ou moins gênant. Il en est qui présentent des plaques d'une teinte *rosée*, d'autres d'une teinte *nacrée* : ces deux dernières variétés sont en général très tenaces. Un changement de régime en accélère la guérison.

Abondonnées à elle-mêmes, les dartres, en général, s'étendent et font des progrès chaque jour, en changeant souvent de siége. Elles affectent ndistinctement lesdeux sexes et tous les âges et se montrent indifféremment sur toutes les parties du corps, ce qui laisse déjà supposer que leur cause n'est pas locale, mais qu'elle est inhérente à la masse des liquides. Les médicamens externes, tels que les bains sulfureux, les fumigations, les frictions, les pommades réussissent rarement à les faire disparaître, et, si cela arrive, ce n'est toujours qu'en *déplaçant* le mal, et en le répercutant quelquefois sur des organes essentiels à la vie, et tout cela *sans attaquer la cause du mal qui réside dans le sang même*, qui provient d'une altération de ce fluide, d'un *vice humoral* qui s'accroit chaque jour et qui se *reproduit même*, lorsqu'il a été expulsé, quand la cause génératrice tient à un vice de constitution, principalement dans les organes *pulmonaires* s'ils n'opèrent qu'une *hématose incomplète*.

L'emploi des *purgatifs* est le *traitement souverain* contre les dartres. Le mal n'est pas la dartre; celle-ci n'est que la manifestation de l'existence du *vice humoral*. Traiter la dartre *extérieurement* n'est donc qu'un enfantillage, un moyen d'abuser la crédulité du malade, de l'endormir dans une trompeuse sécurité, car celle-ci reparait presque toujours plus tard.

C'est le sang qu'il faut attaquer, en en modifiant profondément la nature altérée. On n'y parvient que par l'emploi répété et *prolongé* des purgatifs; car les dartres sont très rebelles en général : il faut souvent plusieurs mois, plusieurs années même pour parvenir à leur guérison radicale; encore sont-elles susceptibles, sous l'influence d'une alimentation et d'habitudes *identiques*, de reparaître un jour, *les mêmes causes amenant toujours les mêmes effets*.

Qu'on juge par là de la nécessité de changer, dans le traitement de ces maladies son régime alimentaire et aussi ses habitudes sédentaires !

Zona ou Zoster.

Eruption erysipèlo-dartreuse, affectant ordinairement le tronc et présentant la forme d'une *demi-ceinture*, avec taches vésiculeuses se succédant et se remplaçant pendant un temps qui varie entre 50 et 40 jours. Cette affection est bénigne et cède facilement à l'emploi des purgatifs. On peut subsidiairement, pour calmer la démangeaison qu'occasionnent ces pustules, les saupoudrer d'un peu d'amidon.

Démangeaison, Prurit.

On ressent souvent à la peau une vive démangeaison, sans qu'il y paraisse d'éruption marquée. Cette démangeaison cependant est due à la présence d'un mauvais germe, d'un vice qu'il faut expulser à l'aide d'évacuants.

Les bains, les lotions emollientes, avec la décoction de guimauve ou de graine de lin, procurent un soulagement *momentané*, mais la purgation seule en opère un durable, et, par sa répétition, on en détruit la cause, et l'incommodité cesse.

Visage bourgeonné, coupé-rose ou goutte-rose.

Taches, boutons ou pustules plus ou moins considérables répandus sur le visage, affectant plutôt les femmes que les hommes et l'âge mûr que la jeunesse. La guérison en est très difficile ; toutefois, quand elle n'a pas lieu par les purgatifs, on en éprouve toujours un bien-être marqué.

Croûtes des enfans ou Gourmes.

Il est très commun de voir des enfans du premier âge, qui ont le cuir chevelu, et même la figure, couverts de croûtes ou de galons. Bien évidemment cette affection est due à la secrétion d'une *humeur* ou vice du sang à la surface de la peau, où elle s'est épaissie. Une alimentation de laitages riches en matière butyreuse et une respiration *insuffisante* en sont les causes premières... La manifestation de la présence de ce vice humoral, qui n'a du reste, rien de dangereux, cède facilement à l'emploi des *purgatifs*. On débute autant que possible par un *vomitif*.

Lèpre.

La lèpre, originaire des pays chauds, où elle s'observe encore quelquefois, parait appartenir à la grande famille des maladies dartreuses ; comme elles, elle est due à une modification de la peau, causée par la secrétion de fluides viciés, dont, par analogie, on obtiendrait sans doute la guérison, à l'aide d'une médication *purgative* prolongée et d'un changement dans le régime alimentaire. Le Roy, dans son grand ouvrage, cite plusieurs cures obtenues par ce moyen.

Teigne.

On désigne sous ce nom les affections pustuleuses, croûteuses, squammeuses du cuir chevelu, affections plus communes dans l'enfance que dans l'âge adulte. La cause en doit être attribuée à une altération du sang, à une dépravation des sécrétions d'une partie de l'enveloppe cutanée.

Comme la teigne passe pour contagieuse, on peut admettre, également que pour la *gale*, qu'elle a sa cause occasionnelle dans la présence d'un *insecte*, animal qui, à la vérité, n'a pas encore été signalé, mais à l'existence duquel on peut croire, si l'on admet la contagion de la maladie. Toujours est-il qu'à l'aide de lotions émollientes et sulfureuses, alternatives, on parvient à guérir cette maladie, sans employer l'affreux moyen de la *calotte.*

Le traitement de la teigne le plus rationnel et le plus puissant, dit le docteur Signoret, est la *purgation*, répétée d'une manière très rapprochée.

Érysipèle.

Tuméfaction et rougeur de la peau, avec douleur plus ou moins vive et piquante, accompagnée de démangeaison, quelquefois de l'apparition de vésicules phlycténoïdes ou d'éruption miliaire. A ces symptômes locaux se joignent des troubles généraux plus ou moins prononcées, tels que dégout, vomissemens, mouvemens fébriles, quelquefois délire, etc.

C'est sur la face, le cou ou le cuir chevelu que s'observe le plus souvent l'érysipèle. Il dure de 8 à 15 jours, mais se prolonge quelquefois davantage. Celui de la face est sujet à changer de place et cela assez brusquement. L'érysipèle qui se développe dans le cuir chevelu a souvent une terminaison grave. L'érysipèle *phlegmoneux* surtout est fréquemment mortel.

Chez certains individus, les affections érysipélateuses sont extrèmement fréquentes. C'est que la cause de ces affections, tenant essentiellement à un sang vicié par la formation des humeurs, manifeste sa présence quand celui-ci a atteint le dégré de causticité suffisante pour occasionner à la peau la rubéfaction, l'espèce de vésication qu'on y observe quelquefois. Il est inutile de dire que, dans le traitement de cette affection, l'emploi des purgatifs est d'un effet souverain. En les employant, on remarque entre les apparitions de l'érysipèle un temps de plus en plus long, jusqu'au moment où il disparaît tout-à-fait. Mais il n'apparaît plus, que la cause est encore loin d'être entièrement détruite, car ce n'est que *graduellement*, en raison de la répétition de la purgation, qu'elle diminue de *quantité* ou modifie sa nature.

Phlegmon.

On donne ce nom à une tumeur fermée par l'accumulation de matières corrompues, repoussées de l'organisme comme en troublant l'économie. Un sang décomposé et souvent putrifié ou tombé en une sorte de putrilage, constitue ce liquide qui cherche généralement une issue. Heureux quand la supuration n'a pas lieu dans le voisinage d'un organe essentiel à la vie ! *Dans ce cas*, le plus prudent serait de la *prévenir*, par l'usage répété des pur-

gatifs ; on en obtiendrait peut-être la résolution et la résorption du liquide vicié. — Dans tous les autres cas,
quand la supuration est prochaine, et paraît inévitable,
le mieux est de la provoquer, à l'aide de cataplasmes de
farine de graine de lin, en interposant entr'eux et la partie malade un taffetas ciré, afin d'empêcher l'absorption
de l'eau qui augmente l'intensité de la douleur, en gon-
flant les tissus. Quand la supuration est terminée, c'est le
moment d'employer les purgatifs, afin d'expulser par les
voies basses toute la partie gâtée du sang qui n'a pu
trouver découlement, ou celle qui a été résorbée pendant
la supuration. La plaie se ferme alors aussitôt.

On le voit : dans cette affection, comme dans les précédentes et les suivantes, c'est toujours une *humeur* qui
prend sa source dans le sang *décomposé* et devenu alors
nuisible à l'organisme, qui constitue la cause, l'unique
cause de tous les troubles qui s'y déclarent. C'est que
cette *humeur* agit dans l'économie comme un véritable
virus, et que si elle n'en est pas expulsée, elle peut déterminer les accidents les *plus graves*.

Panaris.

Le panaris est une affection *phlegmoneuse* qui affecte
l'extrémité des doigts, et une partie de ce que nous en
dirons se rapporte à ce que nous avons avancé au sujet du
phlegmon (voyez ce mot). Le panaris est accompagné de
gonflement et de douleurs généralement très vives, de
lancements qui vont au cœur (selon l'expression vulgaire).
Comme le sang y afflue avec abondance, et que les tissus
ne peuvent prendre qu'un développement *limité*, la tension devient très forte, les chairs tombent souvent frappées de la gangrène, et la chute ou soudure des phalanges
en est la suite. Le panaris peut même entraîner la mort.

Une simple *piqûre* est souvent la cause du panaris.
Mais celui-ci ne survient pas indistinctement à toutes les
personnes : les unes (dit-on vulgairement) *pourrissent*
toujours ; d'autres ne pourrissent *jamais*. D'où vient que
la même cause ne produise pas toujours de semblables
effets ? De ce que chez les uns, le système nerveux, continuellement irrité par la présence d'un *vice humoral*, ne
peut jamais être atteint sans qu'il s'y développe d'inflammation ; tandis que chez les autres, particulièrement les
individus d'un tempéramment sanguin, une respiration
abondante *purifie* le sang de tous les fluides viciés qui
s'y développent. Chez ceux-ci le sang est constamment
doux et fréquemment renouvelé ; chez ceux-là, il a acquis une *causticité* permanente, par l'imperfection de la
sanguification.

Le traitement du panaris est simple. Il consiste à *accélérer* par des cataplasmes chauds la *maturation* du liquide purulent ; à faire une profonde incision dans les chairs pour lui donner une issue, et à en provoquer l'écoulement, en le pansant, pendant quelques jours, avec de la charpie, enduite d'*onguent d'arcœus* ; puis à se *purger*, pour éviter le retour, non de ce même panaris, mais de ceux qui se développeront chaque fois qu'on s'exposera aux mêmes causes *déterminantes*, car ne perdons pas de vue que la cause première du mal est *dans le sang*.

Furoncle, Clou, Anthrax bénin.

Tumeurs de volumes variables, bien circonscrites, ayant leur siége dans l'épaisseur de la peau. Elles sont rouges, dures au toucher, douloureuses, accompagnées d'une chaleur vive, brûlante, souvent de fièvre, de perte d'appétit, de nausées, de vomissemens et de délire.

L'*incision* en croix convient aux tumeurs volumineuses, situées dans les parties où la peau est peu extensible ; elle active la supuration et abrège les douleurs et la durée de la maladie. Il est bon, pour déterger la plaie, de la panser avec un peu de charpie enduite d'*onguent d'arcœus*.

La purgation vient ensuite comme moyen *complémentaire*. Ce n'est pas qu'elle ne puisse *seule* guérir ces tumeurs ; elle y réussit même presque toujours. Mais nous croyons plus rationnel et conforme au vœu de la nature, de faire sortir le pus près de l'endroit même où il s'est formé et accumulé.

Comme pour le *panaris* (voir ce mot), il est des personnes très sujettes aux *furoncles*. C'est qu'il existe en elles une cause incessante d'expulsion des matières viciées, formées par le sang. A celles-là l'usage *prolongé* des purgatifs est indispensable.

Charbon, Anthrax malin.

Cette maladie est caractérisée par une tumeur extrêmement douloureuse, d'une teinte noire, entourée à sa base par une auréole d'un rouge vif ; assez souvent elle est précédée ou accompagnée d'une ou plusieurs pustules livides, laissant échapper un liquide *corrosif* qui détermine sur les parties qu'il touche une chaleur et un prurit extrêmement pénible. Les parties envahies par la tumeur sont promptement frappées de *gangrène*.

Les accidens locaux sont accompagnées des troubles généraux les plus formidables : prostration extrême, profonde altération des traits, petitesse du pouls, découragement, anxiété.

Les maladies charbonneuses règnent d'ordinaire d'une manière *épidémique* et affectent heureusement plutôt les animaux que les hommes, et surtout les animaux herbivores, ceux dont le sang ne présente pas une grande *plasticité*. Si le charbon épidémique n'a pas sa source dans les aliments plus ou moins sains dont on fait usage, on doit chercher son origine dans un empoisonnement *miasmatique*, semblable, quant au mode d'inoculation, à celui du choléra, de la peste, etc. (voir ces mots).

Mais tous les hommes ne sont pas indistinctement aptes à contracter l'influence épidémique. Pourquoi ? parceque chez les uns, la force de la vie s'y oppose, et que chez les autres, il existe dans le sang une *prédisposition*, qui n'est autre chose que l'altération, la viciation de ce liquide ou d'une partie de ce liquide et par suite la débilitation de l'organisme.

Comme moyen *préservatif* du charbon, en temps d'épidémie, on devrait encore se purger. Dans le traitement curatif, il est indispensable d'administrer coup sur coup les purgatifs pour modifier *profondément* et *promptement* la masse des liquides qui alimentent si activement les progrès de la gangrène. On devra d'ailleurs commencer par un vomitif pour débarrasser de suite la partie supérieure du corps. On ne devrait même pas attendre pour commencer le traitement, le développement de la tumeur charbonneuse, car il est alors presque toujours trop tard.

Le charbon se gagne aussi souvent par la simple piqûre d'un instrument tranchant, ayant été en contact avec le sang d'un animal mort de cette maladie. Une quantité infiniment petite de ce liquide, qui agit' alors comme un véritable *virus*, peut donc déterminer cette terrible affection. C'est le propre des *virus* de se régénérer avec une étonnante facilité et de devenir alternativement *cause* et *effet*.

Pustule ou puce maligne.

La pustule maligne apparaît généralement dans les temps d'épidémie charbonneuse. Elle consiste en une tumeur de nature gangréneuse, qui paraît avoir sa cause dans l'inoculation d'un *virus* charbonneux. Les personnes qui en sont le plus souvent affectées sont celles qui soignent les animaux atteints du *charbon* ou qui sont exposées, par leur état, à toucher à leur dépouille.

Quoique la pustule maligne soit de nature charbonneuse et présente, à une certaine époque, tous les caractères du *charbon*, il y a entre ces maladies une différence marquée. En effet, les affections charbonneuses constituent, dès leur début, une maladie *générale* qui consiste dans une profonde altération de la masse des fluides. La pustule maligne, au contraire, semble, à son début, n'être qu'une affection purement *locale*. Ici la cause morbide borne ses effets aux tissus dans lesquels elle a été déposée; tandis que, dans l'affection charbonneuse le *virus* semble absorbé, dès le début, et détermine des troubles généraux graves.

La première indication à suivre est de *cautériser* la *pustule*, sitôt qu'elle apparaît, à l'aide de la *potasse caustique*; nous voudrions même qu'on en provoquât la *supuration*, ainsi qu'on le fait dans le traitement préservatil de la rage. Les purgatifs employés ensuite ne pourraient que modifier favorablement la composition des fluides.

Maladies des Yeux.

Enumérons sommairement les maladies des yeux dans lesquelles les *purgatifs* sont employés avec succès. Etablissons d'abord comme principe général que la membrane olfactive et les *paupières* sont les parties de l'organisme les plus impressionnables, car elles sont les plus sensibles à l'action des *humeurs* ou liquides viciés du sang; que le mode d'action de ces fluides est d'irriter vivement ces organes et de déterminer, dans l'*intérieur* du nez et souvent aux *paupières* une forte *démangeaison*, en développant, sur ces dernières, une rougeur qui décèle une vive inflammation. Cette dernière est souvent accompagnée de l'écoulement d'un liquide séreux, d'une très grande causticité. Qu'on juge par là combien l'usage des *purgatifs* doit être avantageux dans le traitement de ces maladies !

Larmoiement.

Le larmoiement peut avoir pour cause la surabondance du fluide sécrété; mais le plus souvent il est causé par l'engorgement du canal ou conduit *lacrimal* dont nous parlerons à l'occasion de la *fistule lacrimale*.

Si le larmoiement est dû à une surabondance de la partie fluide du sang ou *serum*, on conçoit que les *purgatifs* qui entraînent avec eux spécialement la partie *aqueuse* doivent facilement l'arrêter. C'est, en effet, ce qui a lieu après quelques doses de ces évacuants.

Ophtalmie.

On désigne sous le nom d'*ophtalmies* les maladies inflammatoires des yeux et des paupières, caractérisées par de la rougeur et un gonflement plus ou moins prononcé. Souvent les paupières sont fortement contractées et, si l'on cherche à les ouvrir, on voit le globe de l'œil se renverser en arrière pour fuir la lumière dont l'impression est toujours douloureuse. Toutes les sécrétions de l'œil sont modifiées; quelquefois les larmes sont plus abondantes et tellement *âcres* qu'elles brûlent et corrodent, en quelques sorte, les parties du visage sur lesquelles elles coulent. Ce sont surtout celles qui sortent les *premières* qui offrent cette particularité; c'est qu'elles sont formées d'un liquide qui a séjourné plus longtemps dans le voisinage des glandes lacrimales, et qui paraît y avoir contracté une causticité prononcée.

L'ophtalmie n'est pas toujours dûe à une cause *interne*, agissant directement; elle peut aussi être produite par l'introduction de corps étrangers, qui agissent *mécaniquement*, ou à la manière de substances *virulentes*, telle que la poussière, quand elle contient des détritus de *matières animales*. Mais, le plus souvent, ces maladies tiennent à une cause *interne*, à un vice constitutionnel héréditaire, à une altération des fluides; aussi reconnait-on des ophtalmies scrophuleuses, scorbutiques, dartreuses, blennorrhagiques, syphilitiques, etc.

Les ophtalmies les plus graves, en général, sont celles qui reconnaissent pour cause le virus syphilitique et celles qu'on attribue au vice scrophuleux. Ces deux variétés font souvent des ravages rapides et entraînent promptement la cécité. Ce qui donne souvent lieu à l'ophtalmie blennorrhagique, c'est la suppression trop brusque, trop subite de l'écoulement, quand, par exemple, on a voulu l'arrêter en le *coupant* à l'aide de lotions *astringentes*.

Dans tous ces divers cas, l'ophtalmie étant dûe à la présence d'un principe vicié du sang, doit être traitée à l'aide de *purgatifs* répétés, jusqu'à guérison parfaite.

L'*hydrophtalmie* ou hydroposie de l'œil, peut être également traitée avec un grand avantage par les purgatifs. Mais il faut que ce soit au début de la maladie, afin qu'il puisse s'opérer une dérivation de l'humeur qui s'infiltre.

Cataracte.

Maladie qui entraîne la cécité, par suite de la formation d'une matière opaque dans les mailles du cristallin; on n'en connaît pas encore exactement la cause; on peut cependant admettre qu'elle est due à la concrétion d'une certaine quantité d'albumine, soit par l'acide hydrochlorique qui existe en assez grande quantité dans les larmes, soit par la causticité ou l'âcreté des humeurs du sang. Toujours est-il que les évacuants, administrés au *début* de la maladie, paraissent opérer une dérivation salutaire de ces fluides et arrêter tout-à-fait les progrès du mal. Mais, quand les taches ont acquis une certaine opacité, les purgatifs sont impuissants et il faut recourir à l'opération.

Amaurose ou Goutte sereine.

Maladie caractérisée par la perte plus ou moins complète de la vue, sans autre modification apparente de l'organe oculaire que la dilatation plus grande et l'immobilité de la pupille, ce qui est dû à l'insensibilité, à la paralysie de l'iris qui semble avoir entièrement disparu. On ignore en quoi consiste l'amaurose; on a remarqué seulement que les personnes chez lesquelles elle se déclare ne sont pas saines, ce qui laisse supposer qu'un vice quelconque du sang paralyse l'appareil nerveux qui préside à la vision. L'emploi des purgatifs, au *début* de la maladie toutefois, peut, sinon réparer le mal déjà causé, au moins l'empêcher de se développer.

Maladies de l'oreille.

Elles ont plus souvent pour résultat la perte plus ou moins complète de l'*ouïe*. Les symptômes qui révèlent ces affections sont la douleur, un écoulement purulent, des tintemens et sifflemens, la diminution, la perte de l'audition.

Cette dernière affection est la plus grave. La *surdité*, complète ou incomplète, peut tenir à plusieurs causes difficiles à saisir. L'âge développe assez souvent cette infirmité qui peut aussi tenir à des maladies particulières de quelques parties de l'appareil de l'audition; et, selon la nature de la lésion, de l'altération, la surdité est plus ou moins curable : lorsqu'elle est causée par une perte de substance par une lésion ou dégénérescence de tissu, une altération profonde de l'appareil nerveux de l'audition, on conçoit que, dans tous ces cas, la maladie est sans remède.

Si, au contraire, la surdité tient à un état *fluxion-naire*, à une espèce de congestion, un traitement convenable, employé au début de la maladie surtout, avant qu'aucune désorganisation ait lieu, peut opérer un très notable changement en bien.

La *supuration* de l'oreille, soit qu'elle tienne à une altération des sécrétions ou à un *abcès*, doit être traitée avec promptitude par les purgatifs, afin d'éviter les atteintes qu'en pourraient recevoir les organes, atteintes qui seraient peut-être irremédiables.

En résumé, on tirera un parti avantageux de l'emploi des purgatifs, dans toutes les maladies de l'oreille, quand elle ne seront pas invétérées ou passées à l'état chronique.

Maladies de l'appareil olfactif
ou de l'odorat.

L'odorat peut être *modifié*, *augmenté* ou *diminué* par tous les changemens qui surviennent dans l'état de vitalité des muqueuses. Lorsque ces membranes sont gonflées, tuméfiées et qu'elles sécrètent abondamment, comme dans certains *corizas*, la faculté de percevoir les odeurs est diminuée ; il en est de même dans l'*enchifrenement*. Enfin, l'odorat peut encore être modifié par l'effet d'une altération soit primitive, soit consécutive, des nerfs olfactifs ; la compression de ces nerfs par une tumeur, un épanchement peut empêcher la perception des odeurs.

Dans ces divers cas, les purgatifs agissent d'une manière efficace. Le Roy cite même des cas de guérison de *polypes*, sorte d'excroissances parasites qui ont leur siége dans les fosses nasales.

L'*ozène* ou *punais*, exhalaison par le nez d'odeurs plus ou moins fortes, le plus souvent accompagnée de l'excrétion d'une sérosité de couleur et de consistance variables, est une maladie qui aurait généralement pour cause des ulcérations de la muqueuse nasale, la carie ou la nécrose de quelques parties osseuses. Ces altérations organiques ne peuvent être que le résultat de l'action corrosive des humeurs : les purgatifs, en diminuant la masse de celles-ci, ou en en atténuant la causticité, doivent donc produire d'heureux effets.

La morve.

Les caractères de cette maladie chez le _cheval_ sont _l'é-ruption ulcéreuse_ des fosses nasales, l'engorgement des ganglions sous-maxillaires et l'écoulement ou _jetage_ par les nasaux d'une matière consistante et abondante.

Cette maladie n'est pas, ainsi qu'on l'avait pensé, particulière à l'espèce chevaline; elle s'observe aussi chez l'homme. Seulement, il paraîtrait que, chez celui-ci, elle ne se développe jamais spontanément; qu'elle est toujours communiquée par les animaux et toujours le résultat de la _contagion_, tandis que chez le cheval, elle se développe spontanément et par contagion.

A quelle cause attribuer la maladie de la _morve_? Dans la _doctrine humorale_, elle ne peut l'être qu'à une altération du sang qui corrode par sa causticité l'intérieur des fosses nasales, y détermine des ulcères d'où flue une humeur dépravée qui offre cela de remarquable que, par l'inoculation, elle se régénère, agissant alors comme les _virus_ qui sont _alternativement_ cause et effet. L'emploi des purgatifs serait donc encore, dans cette affection, la médication la plus rationnelle. Mais pourrait-on en obtenir un effet assez prononcé pour modifier suffisamment, dans un temps limité, la constitution du sang, ou au moins, au moment de l'inoculation du _virus_; pour détruire la prédisposition qu'il pourrait avoir à contracter la maladie? Ce sont des questions sur lesquelles nous ne pouvons nous prononcer, puisqu'il n'y a pas de précédens. Il n'y aurait, dans tous les cas, aucun inconvénient à tenter l'emploi des _purgatifs_; la prudence conseille même de le faire.

Toutefois, le premier soin à avoir, au moment de l'inoculation du _virus_, est de _cautériser_ la plaie, quelque petite qu'elle soit, à l'aide de la _potasse caustique_. Il serait très prudent ensuite d'entretenir la supuration, comme on le fait dans les cas de morsure par des animaux enragés (Voyez hydrophobie).

Maladies de la bouche
ou Stomatites.

La bouche est le siége de maladies qui réclament souvent les secours de l'art; quelques-unes, comme les affections aphtheuses, présentent peu de gravité; mais il en est d'autres qui appellent toute l'attention; telles sont les affections dites _gangréneuses_.

Aphthes.

Petites ulcérations, à fond grisâtre, quelquefois assez profondes, qui surviennent aux parois de la bouche. Cette affection peu grave, mais souvent très douloureuse, cède le plus généralement à l'emploi de gargarismes légèrement astringens. Toutefois, il est des personnes qui y sont tellement sujettes qu'elles ont l'intérieur de la bouche presque constamment malade. Dans ce cas, l'altération de la constitution sanguine n'est plus équivoque. Elle doit être purifiée à l'aide de purgatifs; mais, comme il n'y a aucun danger pour la vie, on peut les administrer très espacés.

Engorgement des gencives.

Quelques personnes ont les gencives constamment tuméfiées, engorgées, saignantes et douloureuses; leurs dents vacillent dans l'alvéole; leur haleine a une odeur de matières animales en putréfaction. On combat cette affection par les *astringents* qui les guérissent le plus souvent, en contractant les tissus. Mais il est d'autres moyens de la traiter, par l'emploi de *masticatoires*, tels que la *racine de pyrèthre*, la *noix d'arec*, qui, en provoquant le dégorgement des tissus infiltrés, les raffermissent en peu d'instants, au fur et à mesure que l'humeur séreuse qui s'y est accumulée s'en écoule.

Le succès de ce traitement prouve combien les purgatifs seraient utiles dans cette affection, où il s'agit de débarrasser la masse du sang les fluides viciés qui s'y trouvent.

Maux de dents.

L'irritation du nerf dentaire paraît être la cause du mal de dents; mais cette irritation peut elle même avoir de nombreuses causes. En effet, elle peut tenir, à l'état d'âcreté du sang; à l'introduction momentanée dans ce liquide d'un principe alcoolique ou éthéré; à la tension des gencives, occasionée par un afflux de sang ou d'humeurs; enfin, au contact du nerf dentaire avec l'air atmosphérique dont l'oxigène agit sur lui comme *excitant*. Ce dernier cas se présente surtout dans la *carie* des dents, corrosion qui a lieu par la causticité des sucs gastriques qui remontent dans la bouche, et encore, lorsque les dents, trop serrées, ne permettent pas aux fibres dont elles sont formées de se développer librement. C'est alors par le point de contact des deux dents que commence l'érosion.

Enfin, il a été observé que certaines femmes, à l'approche de leurs menstrues, éprouvaient de violents maux de dents. L'état d'âcreté que présente alors le sang explique suffisamment cette irritation du nerf dentaire.

Quand il y a carie, le souverain moyen est l'*extraction* de la dent. Tous les autres sont plus ou moins insignifiants ou même douloureux. Ainsi l'eau-de-vie et les *spiritueux* exaltent généralement la douleur, le laudanum et les *opiacés* ne calment le mal que momentanément; l'*encens*, par l'acide benzoïque qu'il contient, détruit la dent, en décomposant le phosphate calcaire dont elle est formée.

Mais, s'il n'y a pas carie, l'emploi de *masticatoires*, et principalement de la *racine de pyrèthre*, procure en quelques instants une guérison complète. Pour cela, on maintient, pendant quelques temps, contre la dent malade, un morceau de cette racine, de la longueur de deux centimètres environ, en le renouvelant de temps à autre. Au bout de quelques minutes, une salivation abondante se manifeste; elle est due au dégorgement des gencives, à la sécrétion d'une sérosité viciée qui s'y était accumulée et dont la présence excitait le nerf dentaire. En effet, au fur et à mesure que l'on rend ces *eaux* par la bouche, la douleur se calme; elle finit même par disparaître.

Dira-t-on maintenant que ce n'est pas cette humeur séreuse, infiltrée dans les chairs, qui occasione le mal, puisqu'il ne faut que son *expulsion* pour le faire cesser? Contestera-t-on qu'en employant les purgatifs qui opèrent une *dépuration* si complète de la masse du sang, on puisse non seulement guérir mais encore prévenir cette affection, quand, par l'application directe d'un *évacuant* sur un point isolé de l'organisme, on obtient un effet si frappant?....

Fluxion.

Ces gonflements œdémateux et phlegmoneux des joues, généralement assez douloureux, sont souvent accompagnés de fièvre, quelquefois même de délire. L'impression d'un *air froid* suffit pour déterminer la *fluxion* qui a presque toujours pour cause une altération dentaire. Dans ce cas, ce qu'il y a de préférable, est de se faire extraire la dent malade, si l'inflammation toutefois le permet.

L'emploi de la chaleur *sèche*, telle que celle obtenue à l'aide de tissus de laine ou de soie dont on s'enveloppe la tête, procure du soulagement. Mais il faut bien se garder d'employer des cataplasmes *émollients* qui, par leur long séjour sur les chairs, les tuméfient davantage, en imbibant d'eau les tissus. Les douleurs deviennent alo bien plus vives. Si l'on tient à avoir recours à ce moyen, on doit interposer, entre la joue et le cataplasme, un morceau de *taffetas ciré* qui arrête l'humidité au passage, sans empêcher la chaleur de se propager.

Muguet ou Blanchet.

Cette maladie, particulière aux enfants de premier âge, nourris d'une manière trop substantielle, consiste en une éruption de petits boutons très blancs, tapissant l'intérieur de la bouche, la langue, le fond de la gorge, et s'étendant même quelquefois plus loin.

Cette maladie est grave et peut même causer la mort, si, dès le début, on n'a recours aux *évacuants*, tout en modifiant le régime alimentaire.

Comme toutes les éruptions, celle-ci est due à une *humeur*, une sorte de *virus* qui cherche une issue. L'expulser par haut et par bas est donc le moyen de guérison le plus direct. Pour cela il convient de prendre une dose vomitive, puis le lendemain, une dose purgative. Après un jour d'intervalle, on recommencera cette médication qu'on continuera ainsi jusqu'à parfaite guérison. — Si les symptômes de la maladie étaient plus intenses, on rapprocherait les doses.

Gangrène de la bouche.

Cette grave maladie attaque particulièrement les enfants. On la reconnaît à l'apparition dans l'intérieur de la bouche de taches ou plaques d'un blanc grisâtre, de forme irrégulière et non arrondies et vésiculeuses comme les apthes. Il y a chaleur et douleur au contact des corps étrangers, et l'on remarque bientôt l'engorgement des ganglions situés sous les mâchoires. L'haleine est fétide, les plaques gangréneuses s'étendent, prennent un aspect livide, s'ulcèrent; il en tombe des lambeaux, la bouche se remplit d'un pus ichoreux infect. Tous ces symptômes sont accompagnés d'un état fébrile presque continu, d'anxiété, etc.

On ne peut méconnaitre ici les effets d'une profonde altération des fluides et la nécessité d'une médication évacuante active, pour en éliminer la partie viciée qui ne tarde à agir sur les solides. On purgera donc à doses *rapprochées*, en commençant par le *vomitif*. La marche du mal étant prompte et rapide, *on ne mettra aucun retard dans le traitement*.

Quelques personnes emploient concurremment avec cette médication, des gagarismes légèrement acidulés; d'autres *vatonnent* la bouche et l'ouverture de la gorge avec une solution aqueuse d'alun, ou avec de l'eau fortement aiguisée d'acide sulfurique. Ces liquides *astringents* ou plutôt styptiques arrêtent la décomposition des chairs. Mais leur emploi ne doit pas dispenser de celui des purgatifs : la cause première est dans le sang ; c'est là qu'il faut l'aller chercher.

Maladies de la gorge.

Angine simple ou bénigne.

Cette maladie particulière aux enfants, qui affecte tantôt l'isthme du gosier, l'œsophage ou les voies aériennes etc. consiste dans un état fluxionnaire d'une partie des muqueuses, déterminé par une altération particulière des fluides. La respiration est gênée, la déglutition difficile ; on éprouve une douleur plus ou moins vive et le besoin d'expectorer. Il y a rougeur, chaleur, tuméfaction des parties affectées. On remarque quelquefois à leur surface des points grisâtres ou blanchâtres, d'apparence ulcéreuse.

Cette maladie se termine le plus souvent par résolution ; quelquefois aussi il se forme des abcès. La guérison est alors plus lente ; aussi doit-on agir dès le *début* du mal, en administrant une dose de *vomitif* qu'on répète le lendemain. Le surlendemain et jours suivants, on emploiera le *purgatif*. En opérant aussi la révulsion des humeurs vers le tube intestinal, on fait presque toujours avorter la fluxion.

Angine pultacée ou caséïforme.

Affection dans laquelle les muqueuses de la bouche, du larinx et de l'œsophage se tapissent d'une exsudation caséeuse, formant une espèce de croûte, confondue à tort avec les productions membraneuses de l'angine *maligne*.

L'angine pultacée ou caséïforme présente peu de gravité; il suffit presque toujours de quelques doses évacuantes pour la dissiper. Mais il est rare qu'on la rencontre seule : elle n'est souvent que le symptôme d'affections *éruptives*. Dans tous les cas, on fera *vomir* les deux premiers jours et l'on continuera ensuite l'usage des *purgatifs*.

Angine couenneuse, pseudo-membraneuse, Croup.

Cette maladie, une des plus redoutables qui puissent attaquer les enfants, règne souvent épidémiquement.

S'il est des cas où la médication *évacuante* doit être employée avec *célérité* et *énergie* c'est incontestablement dans cette grave affection. *Il n'y a pas ici un seul mo-*

ment à perdre. Tout dépend en effet, du début, car s¹ le mal a fait trop de progrès (et il marche presque toujours d'une manière effrayante), il devient tout-à-fait irrémédiable. Traité, au contraire, à temps, il est presque toujours enrayé dans sa marche.

Les premiers symptômes du *croup* sont à peu près les mêmes que ceux de l'angine simple ou bénigne. Mais on observe presque toujours, au fond de la gorge, sur les amygdales, la luette ou le pharinx, des taches irrégulières d'un blanc sâle ou gris jaunâtre qui s'étendent souvent avec une rapidité extraordinaire et gagnent les voies aëriennes. Au fur et à mesure des progrès du mal, le respiration devient plus difficile ; pendant les quintes de toux, d'un son *plein*, qui deviennent de plus en plus fréquentes, le malade rejette quelques fois des lambeaux de *fausses membranes*, moulés en quelque sorte sur le tube aërien. Ce sont ces membranes, produit de la sécrétion du larinx, qui, en s'épaississant et en prenant une consistance souvent semblable à celle de la *couenne* de lard, obstruent le passage de l'air au poumon et font succomber le malade à l'asphyxie.

Un caractère particulier à cette affection, c'est que la voix du malade acquiert ordinairement le timbre du chant du *jeune coq*. Il joue, du reste, comme d'habitude et dort, en quelque sorte, davantage ; mais, pendant son sommeil, la respiration est *sifflante* et *bruissante*. Réveille-t-on l'enfant, ce bruissement cesse, mais la voix prend le son du chant du *jeune coq*, et elle a d'autant plus ce caractère qu'on est plus rapproché du moment de son reréveil. La nécessité de respirer et la crainte de la suffocation portent l'enfant à se tenir toujours la tête en arrière.

Le croup se déclare ordinairement dans un temps doux et *humide*, à la suite d'un temps *froid* et *sec* prolongé. Il tient à un ralentissement de la circulation qui amène la formation ou l'accumulation dans le sang de l'humeur visqueuse ou glaireuse. Le sang, en effet, présente toujours dans cette maladie une *plasticité*, une *viscosité* remarquable ; il devient *épais* en un mot, mais c'est par la surabondance du principe *gélatino-albuminoïde* et non, comme on le croit, par une excédant de *fibrine*.

C'est ce principe gélatino-albuminoïde qui, en effet, joue le principal rôle dans le croup ; c'est lui qui est sécrété et solidifié dans le larinx. Mais comment s'opère la formation de la membrane ? Est-elle le produit de la réaction de l'humeur séreuse et âcre sur l'humeur glaireuse ou visqueuse, sécrétée dans le larinx ; — ou la concré-

tion de ce principe albuminoïde est-elle l'effet de la chaleur développée dans les voies aëriennes ; — ou, enfin,
n'est-ce qu'un simple épaississement de cette matière,
par dessication, causé par le passage accéléré de l'air
chaud à travers le larinx ?.....

Quelle que soit la cause de ce phénomène, il est certain qu'il y a sécrétion, transsudation, *tamisation* en quelque sorte, à travers l'épaisseur de la membrane du larinx,
d'un fluide *visqueux*, susceptible de se concréter ; il est
encore reconnu que ce produit, qui ne fait pas partie in-
tégrante d'un sang pur, est rejeté comme *détritus* hors
de l'économie. Cela seul indique assez que, s'il était possible de prévoir l'invasion du mal, il suffirait de quelques
purgatifs pour éliminer de l'organisme cette cause morbilique. Malheureusement ce n'est presque toujours que
quand le mal est déjà irrémédiable qu'on s'en aperçoit.

Les progrès du mal étant presque toujours effrayants,
on doit, *sans perdre de temps*, administrer le *vomitif*.
Si l'on ne réussit pas à produire un vomissement abondant
et *tumultueux*, on en administre de nouvelles doses, jusqu'à ce que cet effet soit opéré. Ici, en effet, il faut ou expulser violemment la fausse membrane, où des fragments
de cette membrane, si elle est déjà formée, par les contractions du larinx, ou rejeter l'humeur visqueuse qui tapisse les parois de cet organe et qui va prochainement
être sécrétée. On doit donc insister sur le *vomissement*,
parceque seul il peut faire cesser le danger ; encore la
fausse membrane, après son expulsion, se reforme-t-elle
souvent avec rapidité. C'est pourquoi il est prudent de
répéter le vomissement 10 à 12 heures plus tard.

On dérive ensuite, après 5 ou 6 heures de repos, l'humeur sur le tube intestinal, à l'aide d'un *purgatif* actif.
On continue alors *alternativement* l'emploi du purgatif et
du vomitif pendant plusieurs jours. -

Affections des voies aëriennes,

Maladies de poitrine.

Rhumes, Catarrhes *(Bronchites)*.

Comme la peau, les membranes muqueuses qui tapissent l'intérieur des voies aëriennes sont dans un état
permanent d'exhalation. Si cette transpiration, si ces sécrétions qui sont un moyen de purification du sang, sont
subitement suspendus, par le passage du chaud au froid,

par exemple, l'humeur afflue dans l'organe, celui-ci se tuméfie ; de là enrouement, extinction de voix, perte d'appétit et quelquefois fièvre. Après quelques jours, la période aiguë étant passée, l'expectoration devient abondante.

L'humidité ou le froid n'agissent, en général, dans les rhumes ou catarrhes, que comme *causes déterminantes* : l'organe ou l'individu lui-même, par sa constitution humorale, y sont presque toujours prédisposés.

Dans les affections catarrhales, les évacuants sont préférables aux dérivatifs externes et aux boissons dites pectorales. Le *vomitif*, administré au début et alternant ensuite, s'il opère bien, avec le *purgatif*, débarrasse promptement le malade.

Dans la *pituite* caractérisée par des quintes de toux que quelques personnes éprouvent, le matin en se levant, et qui sont suivies de l'expectoration d'eaux filantes ou mucosités, sécrétées dans les bronches pendant la nuit, un traitement anologue produit aussi un heureux résultat.

Coqueluche.

Le symptôme dominant de cette affection qui attaque plutôt les enfans que les adultes, est une toux convulsive, se reproduisant par quintes suffocantes, accompagnées d'un bruit qui offre quelque ressemblance avec le chant du coq ou de la poule. La face s'injecte, il y a gonflement des veines du cou et de la tête : les yeux sont saillants et larmoyants, et il y a un peu de fièvre. Le malade paraît près de suffoquer. Le nombre des quintes varie, selon la gravité du mal, qui a une période d'accroissement et de déclin. Cette maladie, qui peut avoir une terminaison fatale, règne souvent d'une manière épidémique. Elle ne paraît pas contagieuse.

Quelle en est la cause ? On n'en sait rien. On peut cependant admettre avec quelque vraissemblance qu'elle est dûe à une irritation des voies aëriennes, qui a pour cause une absoption miasmatique. Mais il y a très probablement chez l'individu une prédisposition.

Les évacuants ont été reconnus efficaces dans cette affection. On débute par le vomitif et on alterne ensuite, chaque jour, avec le purgatif.

Asthme.

On distingue deux espèces d'asthme, l'asthme *sec* et l'asthme *humide*. Dans le premier, l'oppression et la difficulté de respirer existent sans expectoration. Dans le second, au contraire, le malade a la bouche presque toujours pleine de mucosités, qu'il ne peut expulser qu'avec la plus grande difficulté.

C'est le plus ordinairement la nuit que l'invasion du mal a lieu. Il survient d'abord des baillemens, un penchant plus prononcé pour le sommeil. Vers minuit ou un peu plus tard, le malade est réveillé par des douleurs vagues, de la gêne dans la respiration, une toux convulsive; il ne peut parler que très difficilement et avec douleur et oppression. Le visage est pâle, le pouls est lent, les ongles sont livides; mais vers le déclin de l'attaque, la pâleur cesse et le visage reprend son état naturel.

Pendant l'accès, le malade se redresse dans son lit, cherchant des mains un point d'appui et aspirant en quelque sorte l'air frais. Les efforts provoqués par l'expectoration font souvent que le corps se couvre de sueur.

L'asthme affecte les deux sexes; cependant il est plus commun chez l'homme que chez la femme et dans l'âge adulte que dans l'enfance. Comme il est dû à la stase ou fixation d'humeurs dans les divers viscères dont le malade est obligé de provoquer les contractions pour les en faire sortir, ou les expectorer, s'ils ont été sécrétés par ces organes, l'indication la plus rationnelle est d'avoir recours à la *purgation*. On en use pendant quelque temps, en en prenant deux doses par semaine. Pour activer l'effet de cet évacuant, il est convenable de commencer le traitement par une dose de *vomitif*.

On doit cependant reconnaître que, dans le traitement de l'asthme comme dans celui de la goutte, on arrive rarement à une guérison *complète*, les organes affectés ayant de la tendance à reprendre leur état morbide. Par les évacuants on peut bien expulser la presque totalité des humeurs qui gênent; mais, une fois celles-là éliminées de l'organisme, on ne peut pas toujours empêcher qu'il ne s'en forme d'autres. On a du moins obtenu un notable soulagement.

Pleurésie, hydropisie de poitrine.

La *plèvre* forme une espèce de sac à double feuillet, qui recouvre et enveloppe entièrement le poumon sans le contenir dans son intérieur. L'un de ces feuillets s'applique immédiatement sur l'organe pulmonaire, l'autre tapisse la cavité de la poitrine. Une légère humidité qui existe entre les deux feuillets superposés, les lubréfie et facilite leur glissement, dans l'état de santé. Dans la *pleu-*

résie, au contraire, il y a épanchement, dépôt de liquide entre les deux feuillets.

On éprouve des frissons, des maux de tête, une toux sèche; on ressent dans le côté malade une douleur, appellée *point pleurétique*, et chaque fois que la poitrine se dilate, la douleur augmente. Aussi le malade craint-il toujours de tousser. Dans le côté où est le siége de la douleur, la respiration est gênée et, si on le percutte, il rend un son mat. Voilà les principaux symptômes du mal, dont on ne connaît pas au reste parfaitement la cause, puisqu'on ignore s'il est le résultat de l'augmentation des sécrétions ou de la diminution des absorptions. Enfin, les deux côtés de la poitrine peuvent être simultanément affectés.

Les refroidissemens subits et l'ingestion de boissons à la glace, pendant que le corps est en sueur sont les causes les plus actives et les plus puissantes de la pleurésie, qui peut devenir promptement mortelle. L'indication à remplir, dans cette affection, est de faire disparaître l'épanchement séreux ou séro-purulent formé dans la plèvre. Or, la *purgation* est, pour y parvenir, le moyen par excellence. En déplaçant les fluides qui gorgent et avoisinent la muqueuse intestinale, la résorption s'opère aussitôt, surtout si l'épanchement est récent.

Il est convenable de débuter par le *vomitif*. On prend le lendemain, puis tous les deux ou trois jours suivants, une dose purgative.

Aphonie, extinction de voix.

L'aphonie est dûe à un changement survenu dans l'état des voies aëriennes. S'il y a ulcération, perforation des organes, il est presque impossible d'y remédier; on peut à peine y apporter quelque amélioration; mais s'il n'y a qu'un changement de densité dans ces organes, l'emploi des évacuants et particulièrement du *vomitif*, fera généralement recouvrer le timbre primitif de la voix. On remarque souvent ensuite une sonorité extraordinaire dans celle-ci. Il est nécessaire toutefois de faire suivre l'emploi du vomitif de quelques doses *purgatives*, prises à deux jours de distance.

Pneumonie, fluxion de poitrine.

La sécrétion urinaire, la transpiration de la peau et celle des poumons sont les trois grands moyens qu'emploie la nature pour séparer du sang les fluides viciés qu'il récèle ainsi que les autres détritus de l'organisme

Ces sécrétions sont continues dans l'état de santé. La *moëtteur* de la peau, le léger sédiment qui se dépose à la longue à sa surface indiquent assez qu'elle n'est qu'un vaste *réseau* qui enveloppe l'organisme en entier et dont la principale fonction est d'opérer une sorte de *tamisa-tion*, de *cribration*, laquelle a pour résultat, comme dans la sécrétion urinaire, de séparer des parties solides du sang la partie fluide excédante. Mais cette élimination ne s'opère pas sans que les liquides expulsés n'entraînent avec eux une certaine quantité des parties solides les plus tenues. Celles-ci, ne pouvant se dissiper par la chaleur de la peau, finissent par former à sa surface une sorte d'enduit de nature saline et souvent visqueux au toucher. Les *bains* sont donc utiles et souvent même nécessaires pour débarrasser la peau de ce *detritus* qui en obstrue les pores et ralentit les fonctions de la perspiration. Celle-ci est, on le voit, un moyen de purification du sang.

Mais le principal, le plus essentiel à l'entretien de la vie, celui qui supplée souvent au précédent est la *trans-piration pulmonaire*. Ce phénomène n'a pas seulement pour objet d'exhaler l'acide carbonique formé dans l'organisme par l'oxigénation du sang, et les autres substances gazeuses qui lui sont inutiles ou nuisibles, il sert encore à la dissipation d'une grande quantité *d'hu-midité* et même de parties *solides*, que celle-ci entraîne avec elle et qui restent ensuite suspendues dans l'air, jus-qu'à ce que le froid ou les perturbations atmosphériques ne les *condensent* à la surface du sol.

Non seulement il se dissipe ainsi une grande quantité de particules alcalines mises à nu par la décomposition des sels du sang, de parcelles de *fer* et même de *cuivre*, mais nous avons encore constaté, par un procédé d'analyse chi-mico-microscopique qui nous est propre, qu'en temps d'épidémie contagieuse (voir l'article *choléra*), il se dé-pose aussi dans l'air, par l'acte respiratoire, un très grand nombre de globules du sang, et enfin, ce qu'il y a de plus surprenant, des débris de *vaisseaux capillaires*, enlacés dans une substance gélatino-albumineuse, ou plutôt enduits de cette substance.....

La transpiration pulmonaire est donc aussi un phéno-mène de *purification* du sang, qui s'accroit par la *cha-leur* et le *mouvement*. Aussi n'est-il jamais sans inconvé-nient quelle soit subitement arrêtée ou suspendue.

Cette suppression, quelque incomplète qu'elle soit, suf-fit pour déterminer la pneumonie, et l'on sait qu'il ne faut pour la provoquer que le passage subit du *chaud* au *froid*. C'est là la cause la plus ordinaire de la fluxion de poi-trine, comme aussi celle de la pleurésie, etc.

L'habitude de boire des liquides *froids*, quand on est *en sueur*, n'est pas moins dangereuse et finit toujours par devenir funeste à celui qui la possède.

Les principaux symptômes de la pneumonie sont une douleur vive dans un des côtés de la poitrine; une respiration pénible, embarrassée; de la toux; une expectoration visqueuse et sanguinolente, de la fièvre, une diminution dans la sécrétion urinaire et la coloration de l'urine en rouge. Le bruit régulier de la respiration est modifié et remplacé par un bruit particulier nommée râle crépitant. Quelquefois la fluxion est tellement intense que le malade semble menacé de suffocation, ce qui est dû à l'augmentation de volume du poumon et à l'obstruction des cellules de son tissu qui intercepte le passage de l'air.

Ces symptômes sont beaucoup moins tranchés, si, au lieu des deux lobes du poumon, il n'y a qu'un d'affecté.

Le danger des affections pulmoniques, dit Signoret, résulte de l'obstacle que l'épanchement oppose à la respiration et, par conséquent, de l'insuffisance de l'hématose. Ce danger, toutes choses égales d'ailleurs, est en raison de l'étendue de la pneumonie. Il n'est pas rare de voir les malades succomber dans un temps très court, si l'on ne parvient promptement à dégorger le poumon et à le rendre perméable à l'air. Ainsi, l'indication est ici bien positive : il faut débarrasser les voies aëriennes du sang épanché qui s'oppose au passage de l'air. Or, ce résultat ne peut être obtenu que par l'emploi d'*évacuants* qui, en diminuant la masse des fluides et sous l'influence du mouvement fébrile qu'ils déterminent, provoquent la résorption du sang extravasé.

Ce résultat est d'autant plus rapide que ce sang a déjà subi, par sa stase dans les aréoles du poumon, une sorte de décomposition qui en augmente la fluidité. C'est ce qui explique comment, sans avoir recours à aucune médication, la fluxion de poitrine se termine d'elle même, par *résolution*.

Le traitement le plus efficace dans les affections pneumoniques est la *purgation*. Mais, si l'on veut accélérer la guérison, on doit débuter par un *vomitif*. Quoiqu'en disent certains praticiens, il n'y a jamais, ou presque jamais de danger à le faire. Plus l'emploi des évacuants est répété, plus la résorption du sang extravasé est rapide. Ce n'est qu'un *déplacement* à opérer; et on l'obtient facilement en faisant (pour ainsi dire) le *vide* dans la masse des fluides.

Phthisie pulmonaire ou tuberculeuse.

Amaigrissement ou consomption du corps, causée par le développement de *tubercules* dans le poumon, accompagnée de fièvre, de sueur nocturne, principalement à la poitrine, de difficulté dans la respiration, d'une toux qui augmente le matin et le soir et, dans laquelle on rend des crachats plus ou moins *rouillés* ou sanguinolents, ensuite purulents.

On donne le nom de *tubercules* à des tumeurs de grosseur variable, depuis celle d'un grain de millet jusqu'à celle d'un œuf, qui se développent dans le poumon, tantôt isolement, tantôt en réunion, et s'y rencontrent souvent à l'état de kystes, enlacées dans une membrane. Leur forme est irrégulière, leur couleur blanchâtre ou grisâtre. Ils présentent l'aspect de blanc d'œuf concrété. Ils sont d'abord très durs et sont dits alors à l'état de *crudité* ; — mais, par suite de leur développement et de leur agrégation entre eux, ils perdent leur dureté et deviennent successivement friables, mous, ce qui constitue la période de *ramollissement* ; — puis ils se résolvent en matière purulente qui par son expulsion, donne lieu à la formation, dans le parenchyme pulmonaire, de creux nommées *cavernes*, d'un aspect ulcéreux, qui sécrètent un liquide purulent, rejeté également par l'expectoration.

Ces *trois états* des tubercules : l'état latent ou *cru* : l'état de *ramollissement* et l'état *caverneux*, constituent les trois périodes de cette affection qui se termine presque toujours par la mort.

On en connaît généralement deux espèces :
— celle dûe à une cause *héréditaire* ou *originelle* ;
— celle dûe à une cause *accidentelle* (rhumes, catharres, etc.)

Quelle est, dans le cas héréditaire, la cause première de la maladie ? Quelle est la cause de la mort ? — Telles sont les importantes questions que nous traiterons sommairement ici, moins pour montrer l'utilité de l'emploi des *évacuants*, dans cette affection, que pour mettre en relief les désastreux résultats des doctrines hypocratique et physiologique.

Deux opinions peuvent être émises sur *l'origine* des tubercules : ils existent primitivement à l'état de *germe* ou de *noyau*, sous forme de granules très durs, — ou ils sont le résultat de l'infiltration, dans le tissu pulmonaire, d'un liquide lymphatique qui s'y épaissit et, par son accumulation, produit souvent l'agrégation des tubercules

entr'eux et toutes les conséquences de leur accroissement.

La ténuïté, la dureté, l'enlacement de ceux-ci dans un
tissu membraneux, sous forme de *kyste*, que l'on observe
quelquefois, le ramollissement gradué des tubercules, au
fur et à mesure de leur accroissement et l'hérédité de la
maladie nous portent à adopter la première de ces deux
opinions, celle des *germes*. Suivons leur développement.

Le tubercule à l'état *rudimentaire* ou de *noyau* ne manifeste ordinairement sa présence qu'à l'époque de la puberté. Il est plus commun chez les femmes et les enfants
que chez l'homme et sur les sujets atteints d'un vice scrofuleux ou dartreux. Il est alimenté, pendant son accroissement, par des vaisseaux lymphatiques, à l'aide d'un liquide qui s'y épaissit, par suite de la résorption de la
sérosité qui en formait le véhicule. Mais ce développement
d'un corps solide suscite autour de lui, dans le tissu cellulaire où il est engagé, un état d'irritation qui y détermine la sécrétion d'un liquide âcre et ammoniacal. Sous
l'influence de cette *humeur*, le tubercule se *ramollit* et
marche rapidement vers une décomposition putride, par
sa résolution en une sorte de liquide purulent.

L'expulsion de cette matière, par les crachats ou le vomissement, laisse, selon le volume quelle occupait dans
le tissu pulmonaire, des cavités ou *cavernes*, dans lesquelles les vaisseaux sanguins et lymphatiques brisés, déposent sans interruption, de la lymphe et du sang, tandis
que le parenchyme du poumon, dans un état permanent
d'irritation, sécrète un liquide muqueux, que le malade
éprouve de temps à autre le besoin d'expectorer. Dans les
efforts qu'il fait pour y parvenir, il vide ces cavités qui
s'accroissent démesurément, jusqu'à ce que la respiration
qui diminue de jour en jour, n'opère plus une hématose
suffisante. Le malade succombe alors asphyxié (privé
d'air).

Il arrive cependant quelques fois que les tubercules isolés ou peu volumineux éprouvent, après avoir été vidés,
chez les sujets dont le sang est *riche* en fibrine, une sorte
de *cicatrisation* qui en arrête les progrès. Mais ce cas
est très rare.

La marche de cette maladie est accompagnée de symptômes dont deux surtout, les *sueurs abondantes* et la
diarrhée qui se manifestent, principalement dans la 3ᵉ
période, et qui ne quittent plus le malade jusqu'à la
mort, récèlent en eux le secret de la cause de celle-ci.
Ce sera de ces deux symptômes que nous tirerons l'indi-

cation la plus propre, non à la guérir, quand elle est
très avancée, mais du moins à en ralentir considérablement les progrès. C'est, en effet, dans les modifications
qu'éprouve le sang dans sa *densité* et sa *plasticité*, par
suite de l'insuffisance de l'hématose, que réside la cause
permanente de ceux-ci.

L'extrême *fluidité* qu'acquiert ce liquide et qui *devient
plus prononcée au fur et à mesure que le malade approche de sa fin*, lui enlève sa principale propriété, sa
propriété *régénèratrice*. Ces *sueurs* abondantes, que le
médecin *cherche toujours à entraver*, sont un effort que
fait la nature pour ramener le sang à sa *densité*, à son
état normal de *plasticité*. Que fait elle pour cela ? elle en
élimine la partie séreuse ou aqueuse..... Cette *diarrhée*
qu'elle provoque, dans un but analogue, comment la trai-
te-t-on ? en cherchant à la *supprimer*, en administrant au
malade des *amers*, des *toniques*, des *astringens* et jus-
que des *styptiques*....., le lichen d'Islande, la gentiane,
les opiacés, le sulfate de quinine, les vins toniques, les
ferrugineux et jusqu'à l'*acétate de plomb* !.....

Un semblable traitement est incompréhensible et sera
fabuleux dans un siècle... On ne comprendra pas, en
effet, comment l'homme de l'art, repoussant l'indication
si rationnelle, si impérieuse de la nature, ait cherché à
entraver celle-ci dans tous les efforts qu'elle fait non pour
sauver le malade, mais pour reculer le moment fatal.

Étudions les désastreux effets de cette médication;
voyons jusqu'à quel point le médecin prend le change et,
par un esprit d'opposition systématique, cherche toujours
à contrarier la nature, quand celle-ci semble vouloir le
conduire *par la main* (telle est au reste, sa conduite
dans tout traitement symptômatique.) Nous ne parlerons
ni de l'application des sangsues, ni des saignées qui diminuent le volume d'un sang précieux, ni de l'emploi des
débilitants qui l'appauvrissent, ni de l'usage des antiphlogistiques qui alimentent l'irritation, ni de l'inhalation de
vapeurs excitantes, tel que le chlore, etc.

Les tubercules, avons nous dit, se *cicatrisent* quelquefois. Dans quel cas ? Quant le sang non encore appauvri
a conservé toute sa *plasticité*. Sur la fin de la maladie,
cette terminaison inespérée devient impossible : le sang,
trop séreux n'a plus sa viscosité, sa propriété agglutina-
tive. Comment la conserverait-il ? On soumet le malade
à un régime débilitant qui l'appauvrit; on lui fait prendre d'abondantes tisanes qui augmentent sa *fluidité* : on
intercepte les sueurs qui pourraient, par l'expulsion du

sérum, l'épaissir ; on en diminue souvent la masse par des émissions sanguines qui entraînent en même temps avec elles les parties solides et fluides de ce liquide ; on administre au malade des *amers*, des *toniques*, des *astringens* qui suspendent les sécrétions du tube intestinal et arrêtent la *nutrition*. Le sang, *perdant* continuellement ses principes constitutifs et n'en *recevant plus*, *s'use* et marche avec une rapidité effrayante vers un état d'appauvrissement tel qu'il n'est plus bientôt que de l'*eau rousse*.....

Ce sang, abandonné alors à lui même, pourrait-il, par sa seule puissance, se régénérer ? non. Sa fluidité est telle que le phénomène de l'endosmose qui seul préside à l'acte de la nutrition, devient matériellement impossible. Bien plus, les alimens à moitié digérés et imprégnées d'un chyle, désormais inutile, qui parcourent le tube intestinal, et l'état de relaxation de la muqueuse, provoquent une sorte d'exosmose qui enlève à l'organisme les dernières portions du sang qu'il recèle.

La diminution de l'oxigénation du sang le prive, de plus en plus, de sa propriété stimulante, et ce liquide ne provoque plus que de faibles contractions du cœur. Celui-ci ne renvoie que faiblement le sang à la périphérie du corps, qui se décolore progressivement, et la vie se retire de plus en plus vers son centre, jusqu'au moment où elle s'éteint entièrement.

En présence de ces faits que l'empyrisme pourra seul contester, il n'est qu'une indication à suivre, et elle est impérieuse, *absolue*. Elle exclut toute médication qui s'adresse directement aux organes affectés, et consiste à *agir sur le sang*, comme fluide *réparateur*, *régénérateur* des organes, seul agent qui puisse en modifier l'état.

Epaissir le sang, en accroître par tous les moyens la *densité*, la *plasticité*, c'est-à-dire augmenter, dans la plus grande proportion possible, la quantité de *globuline* et de *fibrine* qui en forment la base : tel doit être l'objet de celui qui entreprend le traitement des *phthisiques* (*).

(*) C'est ce qui explique les étonnants résultats qu'obtenait ce médecin anglais qui traitait tous ses phthisiques en les nourrissant de *sang de veau* non refroidi et encore fluide. L'assimilation de ce sang au leur était immédiate et presque instantanée. C'était une véritable *transfusion*.

Et, s'il est une médication propre à modifier *promptement*, *puissamment* et *dans ce sens*, la constitution sanguine, c'est (on ne peut trop le proclamer) la médication *purgative*. Ses effets sont certains et immédiats. Elle soustrait du sang la partie séreuse ou aqueuse et opère, dans le tube intestinal, le dégorgement des vaisseaux lymphatiques qui *alimentent* la *substance* du tubercule, elle enlève du sang les autres fluides viciés qu'il recèle et dont l'âcreté est une cause permanente d'irritation et de provocation à la toux. Elle seule, enfin, offre la certitude de guérir le phthisique, à la première période de la maladie et *quelquefois* à la seconde; mais il faut qu'elle soit combinée avec une alimentation *très substantielle*, afin d'enrichir le sang, car tout dans cette médication, doit concourir à faire prédominer le système *sanguin* sur le système *lymphatique*.

Si ce traitement est employé à temps et avec persévérance, on peut en espérer un plein succès. En purifiant le sang des *humeurs* qu'il engendre, on peut faire cesser la sécrétion tuberculeuse et même finir par obtenir la résorption de la matière déjà formée, comme on opère celle de tous les engorgements, et arriver à la cicatrisation des cavernes, comme à celle de toutes les plaies du corps; c'est logique.

Loin d'entraver les sueurs, on devra les favoriser par des sudorifiques et par un exercice fréquent; on évitera aussi de ralentir par un silence absolu la transpiration pulmonaire. On emploiera des diurétiques, de temps à autre, et le *purgatif*, fréquemment, pendant longtemps, au moins deux fois par semaine. On proscrira la diète, le régime lacté et les débilitans, pour ne faire usage que d'alimens *substantiels*.

On doit en outre éviter d'habiter les lieux bas, humides et sombres; s'habiller toujours chaudement et porter la laine sur la peau, pour éviter les refroidissemens subits et se garantir des rhumes et de tout ce qui peut provoquer le travail de la tuberculisation; manger souvent mais peu à la fois, et s'abstenir d'alimens salés et épicés et de boissons spiritueuses et aromatiques, en un mot, de toute pratique susceptible d'irriter l'organisme.

Terminons, en recommandant d'appliquer ce traitement dès le début de la maladie, autant que possible. Malheureusement les symptômes qu'elle présente alors sont peu caractérisés et n'attirent ni l'attention du malade ni celle du médecin; de sorte qu'il est souvent trop tard, lorsque le premier se décide à se traiter.

Affections des organes digestifs.

Les *organes digestifs*, en raison de leur étendue et des importantes fonctions qu'ils remplissent dans l'organisme, fonctions dans lesquelles ils sont en contact immédiat avec des substances plus ou moins nutritives et souvent malfaisantes, sont le siége d'un grand nombre de maladies dont plusieurs sont très graves.

Les principaux symptômes auxquels on reconnait les affections des *organes digestifs* sont : de la douleur, l'état de la bouche, le dégoût des alimens, des nausées, des vomissemens après l'ingestion des alimens, une sensation de chaleur dans l'estomac ou les intestins, des aigreurs, des borborygmes, de la diarrhée ou de la constipation, du ténesme, etc.; — symptômes qui apparaissent plus ou moins nombreux ou plus ou moins intenses, selon les individus chez lesquels ils se manifestent.

Bouche pâteuse, saburrale, perte d'appétit, rapports bilieux, nausées.

Tous ces signes qui apparaissent quelquefois sans beaucoup de troubles généraux indiquent un état de *plénitude humorale*, une surabondance d'humeurs ; c'est cet état que quelques praticiens désignent sous le nom d'*embarras gastrique*. L'indication impérative est de *purger*. C'est qu'ici le dégoût pour les alimens et le trouble des fonctions digestives sont dûs aux organes excités par une surabondance d'*humeurs*. Expulser celles-ci est donc supprimer les effets avec la cause. En effet, à l'aide de quelques doses purgatives, prises au nombre de trois ou quatre en une semaine, l'appétit revient aussitôt et la santé se rétablit.

Tiraillemens d'estomac.

Symptômes de troubles dans les fonctions digestives, souffrances de l'estomac et des intestins. Quelquefois cependant cet état de souffrance se lie à d'autres dérangemens que ceux des fonctions digestives. Ainsi, les femmes affectées d'écoulemens appelées fleurs blanches se plaignent souvent de tiraillemens d'estomac.

Dans tous les cas, on devra *purger*, dans la proportion de 4 ou 5 doses par semaine, en commençant, autant que possible, par le *vomitif*.

Soda, aigreurs.

« Beaucoup de personnes éprouvent après le repas, quelquefois même après l'ingestion d'une faible quantité de bouillons gras ou de boisson vineuse, un sentiment de chaleur et de brûlure insupportable. Cela indique un grand trouble dans les fonctions de l'estomac et des intestins, une grande altération des fluides. Ces accidens sont quelquefois accompagnés de selles fréquentes et liquides, plus souvent de constipation.

» En général, les symptômes dont nous parlons sont considérés comme les signes caractéristiques d'une vive inflammation de l'estomac. Pour l'école de Broussais, c'est la gastrite et l'indication : les saignées, les sangsues, l'eau gommée. Les partisans de Brown, au contraire, emploient les excitans, les toniques. Beaucoup de médecins font seulement observer la diète, et se bornent, pour toute médication, à quelques lavemens simples.

» Jusqu'à Pelgas et Le Roy, personne, depuis longtemps au moins n'avait osé prescrire les évacuans pour combattre les symptômes ci-dessus ; et la plupart des médecins aujourd'hui, à la seule idée d'une pareille médication, s'écrieraient que c'est verser de l'huile sur un brasier ardent. Eh bien ! appuyé des faits de pratique de Le Roy et de notre propre expérience, nous soutenons que la purgation est le meilleur moyen d'éteindre le brasier qui donne ce sentiment de chaleur et de brûlure, dans la région de l'épigastre et dans la poitrine. A mesure que l'on se purge cette chaleur, en effet, diminue.....

» Cependant, lorsque le ventre est libre, on peut essayer de la diète et des soins hygiéniques ; mais si, après quelques jours, on ne voit pas d'amélioration, il faut recourir aux évacuans qui sont indispensables, s'il y a constipation. Il faut purger dans la proportion de quatre à cinq doses par semaine : un vomitif et trois ou quatre purgatifs. »   (*Signoret.*)

Coliques d'estomac, Coliques venteuses, Tympanite.

Souffrances plus ou moins vives, éprouvées par quelques personnes après avoir mangé ; souffrances sans siége fixe, s'accroissant par la pression et accompagnées d'un gonflement, d'un ballonnement du ventre.

Ces symptômes ne sont dûs, le plus souvent, qu'à des *vents*, gaz développés dans le tube intestinal, et qui pour trouver une issue, dilatent outre mesure les intestins et forment des *nodosités* qui figurent (momentanément) des tumeurs à la surface du bas ventre. Ces nodosités changent souvent de place et causent de vives douleurs nommées *tranchées.*

Que ces gaz se soient développés dans les substances alimentaires, pendant leur séjour dans les intestins ; qu'ils soient *sécrétés* par ceux-ci, l'indication est de *purger*. Par la purgation, on change subitement la disposition du tube intestinal, et, en le mettant à même de digérer les alimens d'une manière complète, on empêche le renouvellement de la formation de ces gaz.

Un fait, dit Signoret, qui mérite d'être remarqué, c'est que les évacuants, loin d'exaspérer les douleurs, les calment. Cela prouve le peu de fondement des accusations portées contre les *évacuants*, que l'on signale toujours comme devant développer des *inflammations*, tandis qu'au contraire ils les calment, en en supprimant la cause. Mais il faut insister sur la médication, quand le mal resiste.

Administrer quatre ou cinq doses *purgatives* par semaine en commençant par le *vomitif*.

Coliques, Borborygmes, Selles diarrhéiques.

La nature viciée des fluides de l'organisme, déterminant toujours des digestions imparfaites, est aussi la cause de ces divers symptômes, car, lorsque les digestions se font bien, il n'y a ni coliques ni borborygmes, et les selles sont de bonne nature, sans diarrhée ni constipation.

Un simple régime suffit souvent pour les dissiper. Quand on n'y parvient pas, on doit les combattre par la purgation, au nombre de deux ou trois doses. On peut se dispenser d'employer le vomitif.

Vomissements, Hoquets, Éructations.

Ces symptômes, les vomissemens particulièrement, peuvent avoir des causes très variées ; telles sont : l'invasion dans l'air d'une substance miasmatique, précédant ordinairement les épidémies ; le prochain développement d'une maladie éruptive, telles que la rougeole, la variole, dans lesquelles l'humeur ou *virus* s'est déjà *formé* ; l'ingestion d'aliments d'une mauvaise nature, par une mauvaise disposition, comme dans quelques cas d'indigestion, ou de substances *toxiques*, dans divers cas d'empoisonnement : la surabondance de la bile ou la présence, dans l'estomac ou les voies aëriennes, d'*eaux filantes* ou de *phlegmes* (humeur visqueuse), et enfin de vers lombrics ou ascarides dans le tube intestinal.

Les vomissemens, hoquets et éructations peuvent se présenter avec plus ou moins d'intensité ou de fréquence. Ces symptômes décèlent, ordinairement, une altération

plus, ou moins profonde de la santé générale, mais souvent sans altération organique appréciable. Dans tous les
cas qui précèdent, les purgatifs *répétés* peuvent être employés avec succès, et il est toujours bon de commencer
par le vomitif.

Le *vomitif* seul doit être généralement employé, dans les
cas d'*indigestion* ou d'*empoisonnement*, quand, toutefois, la substance toxique n'a pas dépassé l'estomac.

Il est aussi des cas où cette médication est contre-indi-
quée : par exemple, dans les vomissemens causés par des
tumeurs qui gênent le passage des substances alimentaires, où les soins du régime sont seuls réclamés ; dans les
vomissemens causés chez les femmes par l'approche des
menstrues ou un commencement de grossesse, etc.

Indigestion.

Nous n'indiquerons pas ici les innombrables causes d'*indigestion*, ni les accidents symptomatiques qui accompagnent celles-ci.

Les causes de l'indigestion peuvent être ramenées à
deux espèces : les unes tiennent à la disposition des organes, — les autres sont accidentelles et fortuites.

Les organes peuvent être *prédisposés* aux indigestions
par des causes physiques ou morales : le mauvais état des
fluides de l'organisme, une longue maladie, des altérations de tissus ; des peines morales, des chagrins peuvent aussi déterminer l'indigestion.

Les causes *fortuites*, bien plus nombreuses, peuvent-
être : un accident, une blessure, par exemple, éprouvée
pendant ou après le repas ; une vive émotion de peine du
déplaisir ; une trop forte contention d'esprit, un exercice
trop violent fait après avoir mangé, etc. Mais la cause la
plus fréquente est le mauvais choix des alimens ou leur trop
grande quantité. Malheureusement ici, il est impossible de
généraliser : ce qui est indigeste pour les uns de l'est pas
pour les autres. C'est à chacun à étudier son tempéramment
et à connaitre les aliments qui lui conviennent davantage,
ou à n'en prendre que ce qui lui en faut.

L'indigestion n'est pas toujours accompagnée de *vomissement*. Dans ce cas, quand les tiraillemens d'estomac
sont violents et que les alimens ne l'ont pas encore fran-
chi, que les eaux qui viennent à la bouche sont aigres et
nauséeuses, *le mieux* est de le provoquer. Mais cela répu-
gne à beaucoup de personnes. Dans ce cas, que le vomissement ait eu lieu ou non, on administrera du *thé* bien
chaud et sucré. On procure à l'estomac, par cette bois-

son, un bain local qui le défatigue, fait aussitôt cesser les nausées, et achève la digestion mal commencée.

Il est convenable, à la suite d'une indigestion, de se purger deux ou trois fois, à deux ou trois jours de distance. C'est le moyen d'en prévenir plus souvent le retour.

Les *rêves fatigants*, le *cauchemar* ne sont presque toujours dûs qu'à des digestions pénibles ou incomplètes, et l'usage d'alimens trop *gras* en est une des causes les plus fréquentes.

Coliques.

Le mot *colique* vient de l'intestin *colon* ; mais par extension, on a donné ce nom à toute douleur ressentie dans l'étendue du canal intestinal. Ainsi, on dit fréquemment colique d'estomac, comme crampe d'estomac, etc.

Les coliques ont de nombreuses causes. Elles peuvent être produites par l'ingestion d'aliments végétaux froids (crudités), de fruits acides, de substances toxiques, d'alimens même digestes, mais pris avec excès ; de boissons aqueuses froides, de substances échauffantes, de liquides spiritueux. Un temps humide, le froid aux pieds peuvent aussi déterminer des coliques. Voilà pour les causes *externes*.

Il en est un grand nombre d'*internes* qui ne sont pas moins actives. Dans ce nombre, nous placerons la sécrétion trop abondante de la bile, la présence d'une couche trop épaisse d'humeur glaireuse dans le tube intestinal, l'irritation aiguë ou chronique des intestins, le développement de gaz, la sécrétion d'un humeur séreuse tellement âcre qu'elle perfore ces organes, la constriction, l'étranglement, l'invagination de l'intestin. Delà les dénominations de coliques bilieuse, venteuse, inflammatoire, etc.

La plupart des moyens employés contre les coliques, les antiphlogistiques et les stimulants, ne font qu'en accroître le mal ; les diffusibles ou spiritueux l'exaspèrent et le rendent souvent mortel.

Quand la cause du mal peut être connue ou même soupçonnée, comme dans l'indigestion, l'empoisonnement, etc., le moyen le plus direct, le plus efficace est la *purgation*. Il en est de même, quand la colique est produite par un excès de bile, l'abondance de l'humeur glaireuse ou la sécrétion d'une humeur âcre et corrosive, ou quand il y a invagination des intestins ou obstruction quelconque, comme dans la colique de *miséréré*.   3.

Dans les autres cas, il suffit souvent de recourir à l'usage de boissons aqueuses chaudes, sucrées, *légèrement aromatiques*, prises en grande quantité, telle que l'infusion de thé, de capillaire du Canada ou de mélilot. Ces boissons délaient ou étendent la cause du mal, réchauffent et défatiguent les organes digestifs, en les baignant, et portent légèrement à la peau.

Les cataplasmes appliqués sur le ventre ne font ordinairement qu'accroître ou prolonger les coliques, en imprégnant d'eau les tissus en contact avec ces topiques. La chaleur *sèche*, obtenue en interposant entre le cataplasme et la peau, un morceau de *taffetas ciré*, est souvent très-utile, surtout lorsqu'il s'agit d'expulser, par leur dilatation, des gaz développés dans les intestins.

Coliques de plomb ou des Peintres.

Cette colique qui attaque généralement les ouvriers employés dans les fabriques de blanc de céruse, les peintres en bâtimens, les potiers d'étain et toutes les personnes qui manient le plomb ou ses préparations, est trop connue pour que nous la décrivions ici. Il nous suffira de dire qu'elle est accompagnée d'une constipation opiniâtre, de nausées et de vomissemens bilieux; que les urines sont rares, l'haleine fétide; que des crampes se font sentir dans les membres abdominaux; que les douleurs sont quelquefois tellement vives, que les malades poussent des cris; enfin, que le ventre, insensible à la pression, est constamment rétracté et qu'il semble que les viscères abdominaux ont perdu de leur volume.

Les coliques de plomb, auxquelles certains individus sont plus exposés que d'autres, sont des affections graves, si surtout elles ne sont traitées dès le début. Quelquefois les malades succombent, et, parmi ceux qui guérissent, il en est beaucoup qui restent paralysés des avant-bras et des jambes.

La purgation est la médication la plus propre à combattre cette affection. Cette vérité n'est pas nouvelle : Depuis longtemps ce traitement est employé avec le plus grand succès, à l'hôpital de la Charité à Paris. La médication *anthiphlogistique*, que quelques praticiens s'obstinent encore à appliquer à la colique de plomb, est presque toujours impuissante et compromet les jours du malade, si le mal est le moindrement intense. Elle fait de plus perdre un temps précieux.

Le traitement doit toujours être commencé par l'administration d'un *vomitif*. Si celui-ci opère bien, on le fera

alterner avec le *purgatif,* pendant plusieurs jours, jusqu'à
ce que les accidents aient tout-à-fait cessé. Si le vomitif
opère peu, on n'en donnera qu'une fois au début, et l'on se
bornera ensuite à l'usage des purgatifs. Il suffit habituellement de 5 ou 4 doses de cet évacuant, pour faire cesser
complètement tous les symptômes.

Le traitement de la Charité réussit bien en général ;
mais il serait moins sujet aux rechutes, si les éméto-ca-
thartiques étaient administrés à des doses plus rapprochées, et continués plus longtemps. Car, de quoi s'a-
git-il ici ? D'expulser par les évacuations les particules de
plomb absorbées par le malade, soit par la respiration,
comme dans l'empoisonnement miasmatique, soit par les
diverses surfaces du corps. Purger est donc l'indication
la plus rationnelle ; mais il faut le faire sans hésiter, avec
hardiesse, et le succès est assuré.

Terminons cette notice par quelque conseils :

— On préviendrait sans doute l'invasion de la colique
de plomb, ou l'on en atténuerait du moins considérablement les effets, si l'on avait la précaution de faire aux
ouvriers qui y sont exposés se *purger* de temps à autre.

— Le principal soin à prendre par les ouvriers serait
de se tenir habituellement le ventre libre, la *constipation*
étant le principal symptôme de la maladie.

— Les ouvriers qui sont exposés à contracter cette maladie doivent observer une grande propreté et ne se mettre
au travail, le matin, qu'après avoir mangé.

— Enfin, dès les premières atteintes du mal, ils doivent recourir aux purgatifs.

Colique de Miséréré. (Ileus, volvulus, passion iliaque.)

Cette affection, caractérisée par des coliques, poussées
souvent au plus haut degré, par une constipation opiniâtre, des vomissemens bilieux, mêlés de matières stercorales, est accompagnée de symptômes les plus alar-
mans et exige qu'on y remédie *sans perdre de temps.*

Le *miséréré* peut tenir à quatre causes bien distinctes :

1· La constriction, l'étranglement de l'intestin ;

2· L'invagination ou l'introduction d'une partie d'intestin dans un autre ;

5· L'obstruction du canal intestinal par suite de l'épaississement squirreux de ses parois ;

4· Enfin, le durcissement des matières stercorales.

Lorsque l'obstacle au cours des matières est un *étranglement* ou une altération *squirreuse,* la guérison est,

en quelque sorte impossible, et les malades succombent, en général, promptement ; mais, s'il n'y a qu'*invagination* ou *durcissement* des matières stercorales, il y a espoir d'en triompher, à l'aide de la médication purgative. Mais, pour cela, il ne faut pas perdre de temps, car si l'on ne parvient pas à rétablir les évacuations, la mort ne tarde pas à arriver. On doit donc tenter tous les moyens pour obtenir des selles, et, dans ce but, on ne négligera pas les lavemens simples et surtout purgatifs. On peut y ajouter, pour calmer le système nerveux, quelques gouttes de *Laudanum*.

C'est dans cette maladie, attribuée par le peuple à ce que les intestins sont *noués*, que l'on a souvent administré de grandes quantités de *Mercure coulant* et même fait avaler de grosses balles en plomb.

Le *miséréré* est, on le voit, une affection non-seulement très douloureuse, mais aussi très dangereuse. Si, en effet, les intestins, par quelque cause que ce soit, interceptent le passage des alimens, le mouvement péristaltique (ce mouvement continuel des intestins qui pousse tout vers le fondement), est supprimé et, par le mouvement opposé, tout remonte vers la bouche. De là, nausées, vomissemens, expulsion des alimens ingérés les derniers et répandant une odeur stercorale. Le ventre se tend, les selles cessent ; les urines sont fréquemment supprimées ou restent troubles et fétides. Le pouls, d'abord assez dur, devient vîte et petit ; les forces se perdent entièrement ; les malades rêvent ; il survient toujours un hoquet et quelquefois des convulsions générales ; les extrémités se refroidissent, le pouls se perd, les douleurs et les vomissemens cessent et le malade meurt très promptement. Souvent une heure avant sa mort, les douleurs paraissent se calmer ; il survient une évacuation prodigieuse par les selles, de matières extrêmement fétides ; le malade a des faiblesses, est atteint d'une sueur froide et meurt.

Constipation.

La *constipation* consiste dans le retard des selles *habituelles*. On n'est pas constipé, parce que l'on va moins souvent à la selle qu'une autre personne, mais parce qu'on y va moins souvent, plus difficilement que d'habitude, et parce que les matières que l'on rend présentent d'autres caractères, sont plus dures, plus sèches, quelquefois presqu'entièrement composées de *glaires*.

Chez quelques personnes, le retard dans les garde-robes est tout-à-fait accidentel, généralement rare et ne paraît

dépendre ni du tempérament, ni d'aucune circonstance hygiénique appréciable. Cette espèce de constipation
n'est jamais de longue durée. — Chez d'autres sujets, la
constipation paraît tenir, tout à la fois, au tempérament
et aux circonstances hygiéniques. On en voit dont le ventre se resserre et devient paresseux au moindre abaissement de température et surtout par les froids secs. —
Enfin, il est une troisième classe d'individus qui ont les
selles toujours rares et difficiles : ce sont là les vrais
constipés. Chez eux le retard et la difficulté des selles paraissent dépendre d'une même cause, d'une prédisposition constitutionnelle.

Chez les *vrais constipés*, les digestions se font ordinairement mal, et les déjections sont de mauvaise nature, souvent desséchées comme ceux de la chèvre ou de la
brebis, d'autrefois enveloppées ou presqu'entièrement
composées de matières glaireuses : le caractère est inquiet,
morose, la constitution ordinairement grêle, sèche.

La constipation affecte tous les âges et tous les sexes ;
cependant elle est plus commune chez les adultes et encore
plus chez les vieillards que dans l'enfance et la jeunesse.
Les femmes y sont généralement plus sujettes que les
hommes.

Les effets de la constipation sont d'entraver les fonctions digestives qui ne s'opèrent bien qu'autant que
le ventre est libre. Lorsqu'il est paresseux, les intestins sont toujours remplis de résidus altérés, et les alimens sont mal élaborés. Par leur séjour trop prolongé dans
chaque partie du tube intestinal, les organes se fatiguent,
les tissus s'altèrent, et des désordres de plus en plus graves surviennent. Mais, le résultat le plus fâcheux de la
constipation est une mauvaise nutrition.

Quant au traitement de la constipation, plusieurs médecins emploient les excitants et les toniques de Brown,
médication visiblement absurde. Les moyens antiphlogistiques, quoique tout-à-fait contre-indiqués, sont au moins
ici sans danger. Les évacuants et particulièrement les
purgatifs sont les seuls qui, en provoquant la sécrétion
des humeurs, changent la consistance des déjections et
lubréfient les surfaces sur lesquelles elles sont appelées à
glisser.

2 ou 3 doses purgatives, par semaine dans la constipation ordinaire, 4 et 5 dans la constipation opiniâtre, habituelle, suffisent ordinairement. On peut débuter par
l'emploi du vomi-purgatif. Mais il n'est pas toujours indispensable.

Dans les cas de constipation *accidentelle*, on mettra plus d'activité dans le traitement, surtout quand les souffrances sont très vives et que les jours du malade sont menacés.

Des lavemens d'eau de graine de lin peuvent être employés avec avantage dans ce cas ; on peut les rendre purgatifs, en y ajoutant une petite quantité de miel commun ou de sel de cuisine. On peut même y faire entrer de la teinture purgative.

Le régime des constipés réclame beaucoup d'attention. Ils doivent généralement manger peu, choisir les alimens d'une digestion facile, boire du cidre ou de la bière et éviter, autant que possible, l'usage du vin et de l'eau.

Diarrhée lientérique.

On donne ce nom à l'affection des voies digestives caractérisée par des selles fréquentes et liquides, précédées de légères coliques qui se font sentir peu après le repas, et dans lesquelles on reconnaît les substances alimentaires qui quelquefois n'ont éprouvé que de faibles altérations en traversant le tube digestif.

Une trop grande fluidité du sang est la cause de cette affection. Les purgatifs, en lui soustrayant une partie de sa sérosité, l'épaississent, en changent la densité. L'absorption du chyle, qui n'est plus qu'une question d'endosmose, se fait alors sans obstacle, et la nutrition profite de plus en plus à l'individu, chez qui le besoin de manger devient chaque jour plus impérieux.

Il suffit de se purger, à doses modérées, deux ou trois fois par semaine.

Dyssenterie, Flux de sang.

Les symptômes qui caractérisent cette maladie sont des besoins fréquents d'aller à la selle, avec des efforts pénibles, suivis de l'expulsion, généralement peu abondante, de matières stercorales, liquides, muqueuses ou séreuses, souvent sanguinolentes, qui déterminent à l'anus une chaleur cuisante extrêmement douloureuse. Les besoins d'aller à la selle sont précédés de tranchées, plus ou moins fortes ; dans la dyssenterie *bénigne*, ce besoin peut se faire sentir de 15 à 20 fois ; dans les dyssenteries *graves*, les envies d'aller sont presque continues, et le malade va jusqu'à 200 fois à la selle dans les 24 heures.

Les matières rendues varient d'aspect et de nature. Dans les dyssenteries *bénignes*, elles sont peu odorantes ; dans les dyssenteries *graves*, elles ont une odeur prononcée et quelquefois extrêmement fétide. Enfin, elles sont quelquefois colorées par une assez grande quantité de sang. Généralement les dyssenteries légères se terminent au bout de quelques jours ; mais, dans les dyssenteries graves, la chute des forces est parfois si rapide que, dès le premier jour, les malades sont forcés de s'aliter, et leurs traits, profondément altérés expriment l'inquiétude et la plus vive anxiété ; on remarque la pâleur de la face, la perte de l'appétit et du sommeil, l'air de tristesse du malade ; il éprouve des nausées quelquefois suivies de vomissemens, une diminution de la chaleur naturelle, une soif plus ou moins vive ; son pouls devient petit, parfois accéléré.

Lorsque cette maladie n'apparaît que d'une manière sporadique ou isolée, elle n'est due qu'à quelques causes accidentelles, à des écarts de régime ; mais règne-t-elle d'une manière *épidémique*, comme on l'observe dans les camps, sur les vaisseaux et dans d'autres circonstances, où l'alimentation est de mauvaise nature, elle est mortelle, quelquefois même dans un temps très court.

La cause *prédisposante* de cette maladie (comme dans le choléra, la peste, etc.), est évidemment un appauvrissement, une dégénérescence du sang, la formation d'*humeurs* tellement âcres qu'elles opèrent, à leur passage, une vive sensation de cuisson à l'anus. L'odeur nauséeuse et souvent extrêmement fétide des déjections alvines, décèle suffisamment cette viciation des fluides. Leur expulsion de l'économie n'a lieu que par une crise provoquée par la nature ; mais cette crise elle-même a une cause efficiente, *déterminante* qui réside dans l'air, et cette cause est *miasmatique*. Elle consiste dans l'absorption pulmonaire de miasmes ou corpuscules de nature animale, exhalés des cadavres ou de tout autre foyer d'infection.

Si, comme nous le croyons surabondamment démontré, il y a ici *empoisonnement miasmatique*, appauvrissement du sang, formation d'humeurs âcres, caustiques, le traitement à suivre est tout tracé. On doit changer d'air, suivre l'indication de la nature, en favorisant, à l'aide des *purgatifs*, l'expulsion des matières délétères et des fluides viciés. On fera bien de commencer par le vomi-purgatif, s'il y a embarras gastrique. Le traitement variera de 2 à 5 doses purgatives par semaine, et l'on obtiendra, en peu de temps, un très heureux résultat.

Comme preuve des bons effets de la purgation dans le traitement de la dyssenterie, nous citerons le fait suivant, emprunté à la thèse de M. Rufz, 1855 : « *Cent soldats* » *de la garnison de Gibraltar, affectés de dyssenterie*

» *furent guerris en moins de quelques jours par les pur-*
» *gatifs.* » (Louis et Trousseau.)

Choléra.

L'attaque du choléra est souvent rapide et violente;
cependant, dans un grand nombre de cas, elle s'annonce
par des *symptômes précurseurs* dont la connaissance
est d'une importance extrême, puisque à cette époque les
secours de la médecine parviennent à sauver la plupart des
malades. Ces signes sont : un sentiment de gêne, de malaise, une sensibilité exagérée, une douleur plus ou moins
vive à l'ombilic (nombril), et toujours une *diarrhée* simple, quelquefois blanchâtre, avec ou sans nausées. Il n'est
pas rare d'observer une sorte de tremblement, de la faiblesse, des tintemens d'oreille, des vertiges, des éblouis-
semens, de la pesanteur, et même de la douleur dans la
la tête. Le pouls est accéléré et faible, la peau humide et
plus froide que de coutume. Ces symptômes, ou seulement
quelques-uns d'entr'eux, peuvent durer plusieurs heures, et même un jour ou deux.

A ces signes précurseurs succèdent les évacuations alvines blanchâtres, d'autres fois incolores; puis les vomissemens qui ont la plus grande ressemblance avec les selles.
Les crampes s'observent fréquemment trois ou quatre heures après le début de la maladie; elles affectent le plus
ordinairement les membres supérieurs et inférieurs. De
tous les symptômes du choléra, il n'en est point de plus
invariable que la *chute subite du pouls.* L'altération de
la face n'est pas moins remarquable; elle prend l'aspect
cadavérique et se colore en violet, en bleu plus ou moins
foncé. Cette coloration a également lieu aux bras, aux
mains et aux jambes. Un phénomène non moins constant est la sensation de froid : si vous touchez les extrémités du patient, vous les trouvez comme glacées; la langue
elle-même est sensiblement froide; l'air expiré présente
quelquefois les mêmes conditions. Cette sensation, qui
frappe les assistans, est presque toujours méconnue par
le malade, qui se plaint, au contraire, d'avoir chaud; il
ressent en outre une forte chaleur à l'épigastre (creux de
l'estomac) : quelquefois cette sensation est comparable à
une brûlure; il demande continuellement à boire, et désire souvent des boissons froides, il n'urine pas; la voix
subit un changement singulier : elle devient faible, rau-
que; à peine peut-on l'entendre; la respiration est souvent gênée. Au milieu de ces grands désordres, la raison
reste intacte; le patient répond juste aux questions qu'on
lui adresse; et ce n'est que vers la fin de la maladie qu'il
paraît plongé dans une espèce de stupeur. Dans les der-

niers momens, le corps se couvre souvent d'une sueur froide et *visqueuse*.

Ces divers symptômes, précurseurs ou caractéristiques, ne se présentent pas toujours dans l'ordre suivant lequel ils viennent d'être tracés. Ils ne se montrent pas non plus tous chez chaque malade.

S'il est, de nos jours, une circonstance où l'impuissance de la médecine, telle qu'elle est exercée, se soit revélée avec éclat, c'est, il faut en convenir, pendant la présence du choléra en Europe. Depuis son départ de l'Inde, ce fléau était, en quelque sorte, le point de mire des docteurs de toutes les facultés. Chacun d'eux semblait l'attendre avec assurance, et comme certain de le combattre avec succès, à première vue. Les populations elles-mêmes, confiantes dans la science de nos hommes de l'art, ne doutaient pas qu'il ne fut, à son arrivée, sinon entièrement arrêté, du moins considérablement atténué dans ses effets.

Mais elles éprouvèrent bientôt une cruelle déception. Le fléau arriva, continua sa marche sans entraves, semant partout le deuil et la désolation. Ce fut alors qu'apparut aux yeux les moins clairvoyants la stérilité, l'inanité, l'impuissance de l'art médical. La divergence des opinions des docteurs, la puérilité de la plupart des traitemens auxquels on soumit les malades et les résultats négatifs qu'on en obtint, démontrèrent bientôt à tous les spectateurs de ce drame funèbre, ces trop évidentes vérités : que malgré les innombrables travaux auxquels on s'est livré depuis 2,000 ans, il n'existe encore, au temps où nous vivons, aucun corps de doctrines médicales, propre à diriger avec quelques certitude, dans le traitement des maladies; que des faits isolés dont se compose le répertoire de l'art de guérir, on ne peut logiquement tirer de conclusions applicables aux cas analogues ; — que dans l'immense pluralité des traitemens, le praticien ne marche qu'au hasard ; — que s'il possède quelques notions dans le diagnostic des maladies, il est trop étranger aux connaissances d'une *saine* thérapeutique, pour pouvoir, en reconnaissant le mal, y appliquer toujours le remède le plus efficace ; — que dans la médecine *symptomatique*, loin de suivre l'indication toujours sûre de la nature, il se borne constammment à *l'entraver*, et qu'il détermine par là des accidens presque toujours désastreux.

Qui oserait, en effet, aujourd'hui affirmer que les secours de la médecine aient été, dans cette mémorable et douloureuse circonstance, plus *utiles* que *funestes* ?... Le

moyens les plus variés, les plus opposés et (disons-le,)
les plus *excentriques*, furent simultanément ou successivement mis en usage. Dans ces expériences, faites souvent en s'abandonnant au hasard, on eut constamment
pour objet d'*arrêter* les déjections alvines (le produit des
évacuations par les voies basses) et les vomissemens, parceque l'on regardait les premières surtout comme la cause
déterminante de la mort. On tenta donc tous les moyens
imaginables pour arriver à supprimer ce symptôme.

Cependant il eut été plus rationnel de se dire : « Si le
» choléra, *comme tout le fait présumer*, est le résultat
» d'une contagion aërienne, d'un empoisonnement mias-
» matique, opéré par l'absorption d'un *virus en suspen-*
» *sion dans l'air*, ces vomissemens, ces déjections alvines
» ne sont qu'un effort, une crise de l'organisme pour se
» débarrasser d'un virus qui le gêne, qui a altéré la
» masse totale des fluides et les a transformés eux-mêmes
» en *virus*. *Loin donc d'entraver cette élimination* du
» principe morbifique, par l'emploi d'excitants, de dif-
» fusibles, de toniques, d'astringens, etc., il faut la pré-
» venir, la seconder, en rejetant de l'économie non-seule-
» ment le *virus* qui y agit à la manière d'un *levain*, mais
» encore les liquides déjà viciés du sang, prédisposés à
» contracter la contagion. Mais il faut pour cela agir dès
» l'invasion du mal, et celle-ci remonte à la *cholérine*,
» qui précède souvent d'un grand nombre de jours, le
» choléra lui-même.

» Or, ce but ne peut être atteint que par une série
» d'agens pris parmi les évacuants et particulièrement
» les *purgatifs*, administrés à petites doses et coup sur
» coup. »

Telle est, selon nous, la base la plus rationnelle du
traitement à adopter dans le choléra. Nous disons la *base*;
car nous ne voulons pas en faire une médication *exclu-*
sive, afin qu'on puisse tirer d'utiles secours des autres
agens thérapeutiques et particulièrement des *opiacés*, administrés autrement qu'à l'intérieur. — Nous tirons nos
indications :

1· De l'évacuation naturelle, connue sous le nom de
cholérine, qui précède la période d'invasion et qui n'est
qu'un moyen dont l'organisme se sert pour se débarrasser du principe morbifique, puisé par la respiration dans
l'air, où le miasme cholérique, importé par les vents,
se trouve déjà, mais très disséminé. Nous voulons parler
de l'*influence épidémique*.

2· Des crampes, nausées, borborygmes et coliques
dont sont atteints, dans la *période d'invasion*, les cholé-

riques. A quoi, en effet, attribuer ces symptômes ? A l'âcreté, à la causticité, à la virosité, contractée par la partie séreuse du sang, qui irrite le système nerveux, lequel par les contractions des muscles produit les crampes, détermine, dans le tube intestinal, la sécrétion de gaz et de liquides qui le *brûlent* et provoquent des nausées et des vomissemens.

5. De ce que, dans la période de réaction, la peau prend presque toujours une moiteur douce et que, successivement, une transpiration forte et des sueurs abondantes, liquides, vaporeuses, surviennent et qu'il n'est pas rare, après un ou deux jours de cet état, de voir apparaître des *éruptions diverses*, quelquefois miliaires, jointes à des sueurs haliteuses, abondantes, et souvent alors les malades entrer en convalescence. Or, à quoi attribuer cette amélioration, si ce n'est à une crise qui a pour objet l'élimination, l'expulsion par la peau d'*humeurs* ou fluides de nature viciée, contenus dans le sang ? N'est-ce pas encore à leur causticité qu'il faut attribuer l'anxiété épigastrique, les mouvemens vifs et irréguliers du cœur qui accuse 120 à 140 pulsations par minute, la précipitation de la respiration, la chaleur de la région abdominale ?

On le voit : dans cette affreuse maladie, le but, l'objet de la nature est de repousser, par une *transsudation intérieure* comme par la *perspiration cutanée*, le principe morbillique introduit à l'état aérien dans le sang ou *développé* dans ce liquide par ce principe, agissant alors à la manière des virus, comme un véritable *levain*. C'est donc (nous ne pouvons trop insister là-dessus) sur l'emploi des *évacuants* que doit reposer, en grande partie le traitement du choléra. Cela est si vrai que si, à l'aide d'*opiacés*, employés, dans la dernière épidémie, pour calmer le système nerveux, on arrivait à supprimer les évacuations intestinales, l'*humeur*, changeant alors de cours, se portait sur l'estomac et déterminait aussitôt des vomissemens...

Les vomitifs, les purgatifs, les sudorifiques, les diaphorétiques, les masticatoires et tous les agens propres à éliminer de la masse du sang les fluides altérés ou susceptibles de l'être, doivent être employés, mais avec prudence et *dès les premiers symptômes* de la maladie. C'est surtout durant l'*influence épidémique* qu'il est avantageux de les appliquer, parce que, tout en expulsant de l'économie les fluides viciés, on peut les remplacer successivement par une alimentation saine. Il se produit alors un sang doux qui remplace avantageusement les humeurs âcres évacuées.

Il faut que ces humeurs soient *âcres*, en effet, pour produire chez les cholériques des spasmes nerveux aussi violents et opérer, en quelque sorte, la concrétion de l'albumine du sang.

Ces principes posés, voyons quels moyens ont été mis en usage pendant l'épidémie cholérique de 1832.

Pour combattre la *diarrhée* (car on a toujours cherché à *combattre* les symptômes et non les seconder), on a employé l'eau de riz, la décoction blanche de Sydenham, les opiacés, les boissons aiguisées d'eau de Rabel, la décoction ou l'extrait de Quinquina, le sulfate de Quinine, la décoction ou l'extrait de Ratanhia, et autres astringens ou styptiques, — *toutes préparations diamétralement contraires à l'indication*; puisqu'au lieu de purger la masse du sang des fluides altérés, elles ne servaient en quelque sorte qu'à les *renfermer* plus étroitement dans les organes. La glace et le charbon en poudre agissaient dans un sens analogue. Le calomel produisait presque toujours de bons résultats: mais aussi doit-il être rangé au nombre des évacuants.

Contre les *cardialgies* et les *vomissemens*, on a employé les révulsifs sur la peau, et la glace qui n'ont pas eu moins de succès, dit-on, pour *dompter* ces deux symptômes que pour arrêter la diarrhée. On a aussi fait usage de la potion *anti-émétique* de Rivière, à haute dose, d'eau gazeuse, etc. On le voit, on s'est toujours attaché à *combattre*, à entraver les symptômes.

Les *crampes* tourmentaient cruellement les malades. Elles étaient quelquefois poussées jusqu'aux convulsions. On leur *opposait* les préparations d'opium à l'intérieur et à l'extérieur; les cataplasmes émolliens, les frictions à la glace, le massage des membres, les bains de glace, les embrocations d'essence de térébenthine, d'éther acétique, etc. De tous ces moyens, les frictions *opiacées* étaient seules utiles. Les autres étaient d'un effet nul ou à peu près nul; le reste, d'un effet contraire à la guérison.

D'autres médicamens, en assez grand nombre, ont été employés isolément ou concurremment, dans les périodes diverses du choléra; tels sont le musc, le castoreum, le camphre, les huiles essentielles, la valériane et plusieurs autres substances aromatiques propres à *exciter* le système nerveux; l'ammoniaque, l'acétate d'ammoniaque, les alcoolats, les éthers et jusqu'au *punch* chaud ou à la glace, diffusibles propres à déterminer de violens spasmes, ainsi que l'inhalation du gaz excitants, tels que l'oxigène, le chlore et le protoxide d'azote. Si celle de l'éther en vapeur avait été alors connue, on n'eut pas sans doute manqué d'en faire l'application. Nous passerons sous silence, une foule de médicamens toniques, amers, astringens, et même styptiques qui ont été aussi employés dans cette malheureuse circonstance : on sait, au reste, comment nous apprécions leurs effets.

Nous le demandons maintenant : n'est-ce pas là tout ce qu'il était humainement possible de faire pour arrêter la diarrhée, *refouler* dans l'organisme les fluides qui tentaient tant d'efforts pour en sortir, pour provoquer les vomissemens et les crampes et tout cet appareil de symptômes formidables ?....

Faut-il ajouter que, dans cette lugubre circonstance, un grand nombre d'hommes de l'art semblaient avoir perdu la tête, ne faisaient de médecine qu'*au hasard* et indiquaient, dans le dédale de leur imagination, les premiers moyens qui leur sautaient à l'esprit ?...... *Ipse miserrima vidi.*

C'est ici pour nous l'occasion de mentionner quelques expériences microscopiques que nous avons faites à cette époque et dont nous avons publié les résultats, dans une brochure qui parut peu après.

Expériences chimico-microscopiques
Sur le Miasme du Choléra ,
Constatant l'existence dans l'air d'un nombre infini de globules, appartenant au règne animal et tirant leur origine du sang.

C'est une opinion généralement admise, même parmi le peuple, que la recherche de la cause du choléra rentre dans le domaine des sciences physiques.

Guidé par cette idée et surpris du peu de succès qu'on retirait à Paris des expériences qu'on y tentait, lors de l'invasion de l'épidémie, j'ai abandonné la route suivie par les physiciens de la capitale et suis parvenu à la découverte de *corpuscules de nature animale,* tirant *leur origine du sang* et *auxquels l'air sert de véhicule.*

Comme à aucune époque, l'existence de ces corpuscules n'a été constatée et que, depuis, j'ai remarqué leur absence, tout me porte à penser qu'ils constituaient le véritable *miasme* du choléra.

I. Insuffisance des expériences tentées à Paris en 1832.

Il est naturel de penser qu'un grand nombre de personnes se sont occupées de la recherche de la cause du choléra ; mais peu de gens se figurent quelle nature d'ex-

périences on a dû tenter sur un sujet aussi intéressant.
Voici en quoi elles ont consisté : on jugera jusqu'à quel
point elles devaient avancer la connaissance de la vérité.

A l'apparition de l'épidémie, plusieurs physiciens ont
recherché avec soin si une nouvelle substance, introduite
dans l'air, n'en modifiait pas le poids d'une manière appréciable. Pour cela, ils ont pesé ce fluide avec les soins
les plus minutieux, et n'ont rien remarqué. D'autres ont ana-
lysé par le feu ou l'*électricité* (ce qui revient au même)
à l'aide de l'eudiomètre, de l'air pris sur plusieurs points
de la capitale ; qu'ont-ils trouvé ? *Rien, absolument rien...*
Les moyens *violens* qu'ils employaient détruisaient les matières organiques que récélait l'air, sans laisser de *résidu
appréciable*. On peut affirmer que ces expériences, quoique tentées par des gens d'un grand mérite (MM. Magendie et Arago) ne pouvaient avancer en rien la connaissance de la cause du choléra. Aussi ont-ils trouvé l'air atmosphérique tel qu'il était, il y a quarante ans.

II. Condensation du principe délétère ou miasme.

Comprenant que s'il existait dans l'air une substance
étrangère, organique ou inorganique, elle devait y être
très disséminée, je reconnus la nécessité, pour la rendre
plus appréciable, de la concentrer sous un petit volume.

Je construisis pour cela une sorte de *soufflet* en bois
blanc, en papier et en verre, en évitant d'y faire entrer
des matières de nature animale. Je distillai ensuite,
avec les précautions les plus minutieuses, cinq fois de
suite, dans une cornue de verre, une petite quantité d'eau
de puits, et j'en introduisis une partie dans une éprouvette
d'un petit diamètre. Tout étant ainsi disposé, je me rendis, le matin, pendant le plus fort de l'épidémie, dans
une maison où se trouvaient sept cholériques. Je choisis
pour lieu de mes expériences un appartement au rez-de-
chaussée, dont les murailles nues suintaient l'humidité. Il contenait, dans trois lits séparés, la mère et ses
deux enfans, tous trois, depuis la veille, dans la période
de réaction.

Là, ayant introduit le tuyau du soufflet, qui consistait en
un long tube de verre, jusqu'au fond de l'éprouvette qui
contenait environ 4 onces (125 grammes) de cette eau
distillée, ramenée à 4° au-dessus de zéro, à l'aide d'un
bain de glace, je fis, dans l'espace d'une heure et demie,
passer à travers ce liquide environ 1200 litres d'air atmosphérique. La température marquait 11 degrés.

Cette opération achevée, la densité et le volume de l'eau
ne parurent pas avoir sensiblement changé. Sa température
seulement s'était élevée et mise en équilibre avec celle de

l'air ambiant. Le liquide présentait en outre un aspect légèrement opalin.

Cette eau, soumise à l'action des *réactifs*, n'éprouva aucun changement; elle n'était ni acide, ni alcaline ; elle ne contenait ni plomb, ni cuivre, ni arsenic, ni tellure, substances dont on avait, sans fondement, annoncé la présence dans l'air. En un mot, cette eau semblait être dans toute sa pureté. Divers autres essais, faits avec des lames de métal décapées me conduisirent à reconnaître l'inutilité des réactifs, dans de semblables recherches.

III. Emploi du microscope.

Quelque peu de succès que j'eusse obtenu jusqu'alors, je ne désespérai pas de rencontrer dans cette eau quelque corps étranger, persuadé que la cause de l'épidémie résidait dans l'air (1) et que le moyen de condensation que j'avais employé était le seul susceptible de le saisir en abondance.

J'avais déjà examiné à plusieurs reprises l'air *libre* à l'aide du microscope. J'y avais toujours aperçu un grand nombre de globules d'inégales dimensions, mais parfaitement sphériques et *diaphanes* et qui étaient évidemment formées de vapeur d'eau à l'état vésiculaire, et d'autres corpuscules beaucoup plus petits, légèrement opaques et et dont il était difficile de déterminer la forme.

L'eau sur laquelle j'avais opéré, versée sur une lame de verre, n'offrait aucune trace de ces derniers ; mais, ayant

____

(1) Longtemps avant l'invasion de l'épidémie à Paimpol, où elle a fait de grands ravages, on a remarqué l'émigration d'un grand nombre d'oiseaux et particulièrement des pigeons, et la mort instantanée d'une grande quantité d'insectes et d'animaux domestiques. Ainsi, les mouches, *le matin*, tombaient des arbres sur lesquels elles avaient passé la nuit, s'agitaient à terre pendant quelques minutes, puis mouraient comme asphyxiées. Dans quelques endroits, le nombre en fut si grand qu'elles recouvraient souvent toute la superficie du sol qu'ombrageait l'arbre. Mais ce fut sur les poulets et autres animaux de basse-cour que l'épidémie sembla faire le plus de ravages. Dans beaucoup de localités (Bréhat, Plouézec, Kerity, Paimpol), la presque totalité de ces animaux a disparu. Des porcs, des lapins et surtout des moutons ont aussi succombé; mais il a été observé que les animaux à sang froid, tels que couleuvres, lézards, limaces, abondans dans ce pays, et chez lesquels la respiration est excessivement lente, n'ont éprouvé aucune influence de la cause de l'épidémie.

eu l'idée de vaporiser doucement cette eau pour voir si
elle laisserait un résidu, j'aperçus, à ma grande satisfac-
tion, sur cette lame de verre, une *tache* d'un aspect ge-
latino-albumineux, d'une matière étrangère, qui semblait s'y être déposée par zônes irrégulières mais concentriques. Je projetai mon haleine sur cette tache : elle parut
être hygrométrique, ce qui ne fit penser qu'elle devait appartenir au règne *animal*.

La lame de verre que recouvrait en partie cette tache,
présentée au microscope, offrait un aspect très remarquable, que je ne peux mieux comparer qu'à celui du ciel
étoilé dans une belle nuit d'hiver. En effet, je ne vis d'a-
bord qu'une multitude innombrable de points blancs, se-
més sur le champ bleuâtre du microscope. J'examinai
bientôt avec plus de soin, et en changeant un peu l'inci-
dence de la lumière, j'aperçus distinctement *un nombre
considérable de globules ronds ou légèrement ovoïdes,
enlacés dans une matière gélatino-albumineuse faiblement opaque.*

Ils étaient d'inégale grosseur ; les plus volumineux étaient
rouges et parfaitement *sphériques* ; les autres allaient en
diminuant de volume et d'intensité de couleur, et la forme sphérique se perdait tout-à-fait, avant d'arriver à ceux
du plus petit volume, qui ne semblaient que des points
informes et d'une transparence semi-opaline: ils étaient
totalement privés de cette teinte vineuse qu'on observait
sur les autres, et simulaient des morceaux d'albumine
concrétée, mais d'une couleur plus ou moins bleuâtre.
J'ai lieu de penser que ces corpuscules appartenaient au règne minéral et n'étaient autres que des fragments de *fer*
ou de *cuivre* ou même ces deux métaux, à l'état *atomique*.

Ces globules n'étaient pas tous isolés : ceux qui étaient
agglomérés, quelquefois en grand nombre, adhéraient
entre eux à l'aide de cette matière albumineuse; ils re-
présentaient assez bien le frai des grenouilles.

Chez ceux qui étaient isolés, cette matière semblait
s'être dissoute, puis, par la vaporisation de l'eau, s'être
déposée sur la lame de verre sous forme d'ondulations légèrement striées; en sorte que la totalité des globules
semblait enveloppée dans un réseau à plis circulaires.

Leur densité était plus grande que celle de l'eau, car
si, après avoir vaporisé celle-ci, on inclinait faiblement
la lame de verre, les globules qui occupaient la partie
inférieure du liquide roulaient sur cette surface polie,
comme une bille de billard sur un marbre incliné.

Enfin, on distinguait parmi ces corpuscules un grand

nombre de fragments de *vaisseaux capillaires*, ce qui ne laissait aucun doute sur leur origine.

L'eau distillée *simple*, obtenue le même jour que celle sur laquelle j'avais opéré, examinée au microscope, comme point de comparaison, ne laissait sur le verre, après sa vaporisation, aucune tache. Elle était donc parfaitement pure.

Je passerai sous silence, pour abréger, plusieurs expériences analogues aux précédentes, faites sur la fin de l'année 1852, en différens lieux et qui m'ont donné exactement les mêmes résultats, c'est-à-dire que j'ai constamment reconnu dans l'air la présence des *globules* précédemment décrits et toujours enveloppés dans une substance *gélatino-albumineuse*.

Une contre-épreuve de ces expériences a été faite en mai 1853, avec la même eau distillée, et à peu de distance du lieu des premières. Je fis également passer à travers ce liquide 1200 litres d'air atmosphérique : cette eau parut légèrement se troubler, mais elle revint bientôt à sa diaphanéité primitive, ce qui me fit croire que les corpuscules que j'avais trouvés, en 1852, avaient totalement disparu de l'atmosphère. Cependant, étendue sur une lame de verre, elle présenta au microscope des globules exactement semblables aux précédens; mais leur quantité n'était plus la même, et ils paraissaient dépouillés, en partie, de leur vernis albumineux. Leur nombre n'excédait pas la 8 ou 9e partie de celle qui s'y trouvait l'année précédente, fait qui me frappa vivement et qui est aussi des plus remarquables; car, si la cause de l'épidémie était due à la présence de ces corpuscules dans l'air, il prouvait que, quoique le nombre en eut considéralement diminué, cette cause était encore loin d'être complètement détruite.

Ainsi donc il existait dans l'air, à l'époque du choléra, une substance solide et globuleuse dont la proportion a décru avec l'épidémie. L'existence de ces corpuscules n'ayant jamais encore été signalée, j'ai lieu de croire très-probable, ainsi qu'on va le voir, qu'ils constituaient la cause essentielle, le principe générateur du choléra.

IV. Analogie du virus cholérique avec les autres virus.

Le virus rabiéique, le virus syphilitique et le virus variolique ne se rencontrent qu'à l'état liquide, délayés le plus souvent dans le produit d'une sécrétion. Absorbés et lancés dans le torrent de la circulation, ou mêlés directement au sang, ils le dénaturent d'une manière évidente, et, véritables *levains*, donnent naissance à une quantité considérable du même virus, phénomène que l'on reconnaît aux effets identiques de celui-ci. Or, n'existe-t-il de *virus* qu'à l'état *liquide*, et ne peut-on admettre, avec quelque raison, que les miasmes cholériques, répandus dans l'air, s'introduisent dans la masse du sang, pendant l'acte de la respiration, se mêlent à ce liquide, et, par l'action simultanée de sa *température* et de son *humidité*, se régénèrent pour s'exhaler ensuite et propager la contagion de proche en proche?... Ces corpuscules, de nature animale, ne peuvent même se reproduire que de cette manière, et c'est ce qui explique très-bien comment l'épidémie a fait autant de progrès, dans les pays froids que dans les pays chauds, *la température du sang étant partout la même.*

La pureté de l'air a été altérée pour la première fois, quand les émanations des cholériques du nord nous ont été apportées par les vents. Trop disséminés dans l'atmosphère pour développer de grands effets, ces miasmes, altérés par leur long séjour dans l'air, déterminèrent des phénomènes plus généraux, mais moins intenses. C'est alors que parut la *cholérine*. Qui n'a observé que, depuis ce moment, la santé d'un grand nombre de personnes s'altéra d'une manière notable, jusqu'à l'apparition de l'épidémie, et laissa voir sur leur visage les effets d'une congestion sur le tube intestinal? Cela ne porte-t-il pas à croire qu'une seule et même cause, agissant sans cesse en préparait l'invasion, en affaiblissant lentement nos organes, et peut-être en altérant la constitution du sang?

Le *choléra* n'est venu qu'un an plus tard. Il suffit de suivre sa marche, très-rarement interrompue, pour rester convaincu de sa *contagion*. Cette opinion est conforme à celle des médecins de la côte Nord de la Bretagne où l'épidémie a fait beaucoup de ravages. Ils assurent que le choléra s'est développé et propagé par *infection*. Il en est même qui affirment que, dans certaines localités, l'air était tellement chargé de miasmes délétères, qu'il répandait une odeur fétide, et qu'en approchant d'un malade ils connaissaient, à l'odeur qu'il exhalait, s'il était atteint d'un fort choléra ou seulement de la cholérine.

Le temps d'incubation ou le temps nécessaire à l'action du principe morbilique sur le sang, explique suffisamment les intermittences. Si l'air, comme je l'avance, était le véhicule du principe délétère, il devait suffire à chacun de le respirer pour être atteint de l'épidémie; mais, constitués différemment, nous avons dû lui opposer une inégale force de résistance, phénomène qui explique comment certaines personnes en ont été atteintes , pendant que d'autres n'en éprouvaient que des effets peu marqués.

V. Identité du miasme du choléra avec les globules du sang.

Tels étaient les résultats de mes expériences microscopiques sur l'air, lorsque j'en tentai de nouvelles sur le sang, qui m'expliquèrent d'une manière péremptoire l'origine des miasmes que recèlait l'air.

En effet, je ne pouvais supposer que cette substance, de nature organique par sa forme globuleuse, et qui paraissait appartenir au règne animal, pût tirer son origine de l'air où elle n'existe qu'accidentellement et à l'état de *suspension*, puisqu'elle est plus pesante que l'eau. Si elle constituaient la cause de l'épidémie, il fallait que, dans tous les climats, son foyer de reproduction lui présentât des conditions également favorables à son développement. Or, quel est le milieu qui, sur tous les points du globe, offre constamment une identité parfaite dans sa constitution chimique et dans sa température ? Il n'en est qu'un, c'est le sang de l'homme et de tous les animaux à sang chaud. Je cherchai donc dans ce liquide l'*origine* du miasme du choléra.

Je pris avec la pointe d'une aiguille une petite quantité de sang artériel que je délayai sur une lame de verre, dans trois ou quatre cents fois son volume d'eau distillée. Je fis légèrement bouillir ; l'eau se vaporisa, et il resta sur la lame de verre une tache très-bien dessinée, hygrométrique, et représentant aussi des zônes concentriques. Je l'examinai à l'aide du microscope, et que vis-je ? Des globules exactement semblables à ceux obtenus dans mes précédentes expériences sur l'air : leur volume était le même, leur couleur vineuse paraissait un peu plus intense ; comme eux, ils étaient enlacés dans une matière gélatineuse, qui, par la vaporisation de l'eau, s'était aussi déposée par couches striées par la lame de verre. Ils étaient accompagnés des corpuscules bleuâtres, très-légèrement opaques et exactement semblables à ceux trouvés dans l'air.

La seule différence qui existât entre les globules retirés du sang et ceux trouvés dans l'air est que ces derniers jouissaient d'une teinte rouge moins prononcée, décoloration qui s'explique très-bien par l'action simultanée de l'air, de la lumière et de l'humidité, pendant le séjour qu'ils avaient fait dans l'atmosphère.

Conclusion.

J'ai cru pouvoir conclure des expériences et observations relatées plus haut :

1· Que la cause de l'épidémie résidait dans l'air qui lu servait de véhicule ;

2· Qu'elle était due à la présence, dans ce fluide, d'un nombre infini de globules *rouges*, de forme sphérique, d'inégale grosseur, enduits à leur surface d'une matière gélatineuse ou gélatino-albumineuse, qui paraît constituer leur principe délétère ;

3· Que ces corpuscules, tenus en suspension dans l'air, sont identiques avec les *globules du sang* et qu'ils ont exactement la *même origine* ;

4· Que la matière gélatineuse, soluble dans l'eau, dont ils sont enduits à leur surface, constitue le *virus* cholérique, c'est-à-dire le principe régénérateur du choléra.

D'où il suivrait :

A. Que la cause de l'épidémie tirait son origine du sang, et qu'elle devait être le résultat d'une altération de ce fluide, à la suite de laquelle, une petite quantité de la partie solide et globuleuse était mise à nu et exhalée par la respiration (1) ;

B. Que ces mêmes globules, répandus dans l'air, puis absorbés pendant l'acte de la respiration, réagissaient sur le sang, par suite de cette véritable *inoculation*, de manière à déterminer, dans ce fluide des effets semblables à ceux qu'eux-mêmes avaient éprouvés ;

C. Que, comme les virus syphilitique, rabiéique et variolique, ils étaient alternativement *cause et effet* ;

D. Que l'épidémie, à son début, a dû se propager de *proche en proche* ; mais que bientôt la *cause*, croissant avec l'*effet*, l'infection de l'air est devenue générale, et que *l'effet* devenant *cause* à son tour, l'épidémie pouvait alors se propager d'elle-même, *sans cependant cesser pour cela d'être contagieuse.*

E. Qu'enfin, l'épidémie a dû ne s'arrêter que, lorsque l'altération du sang, condition prédisposante par excellence, ne lui a plus offert un aliment assez abondant à sa propagation.

---

(1) On a en effet, remarqué chez les cholériques, comme cela s'observe dans la plupart des affections *pestilentielles*, que les dents et les fosses nasales se tapissent d'une sorte de *fuliginosité* pulvérulente, de couleur chocolat, et qui n'est autre que du sang, dans un état d'extrême ténuité, exhalé par le poumon et *condensé* sur ces divers points.

Gastralgie.

Cette affection, encore assez mal définie, consisterait en de certaines souffrances de l'estomac, ayant leur siége dans le système nerveux, sans altération appréciable des tissus. Ce serait une sorte de rhumatisme ou de névralgie de la région de l'estomac. Ces souffrances s'expliqueraient par la causticité des sucs gastriques ou par la stase ou infiltration d'humeurs ou liquides viciés dans les tissus. Toujours est-il qu'à l'aide de vomitifs et de purgations répétées, on les guérit comme de simples rhumatismes.

Gastrite et Gastro-entérite.

Affection de l'estomac, ou affection de l'estomac et des instestins, terme bien vague, qui, 24 ans, a servi de *cheval de bataille* aux soutiens de la médecine *dite* physiologique, et qu'on est encore obligé de conserver, faute de dénominations qui spécifient mieux la nature, le degré d'intensité et le siége de la maladie.

Ces affections peuvent avoir une cause unique ou complexe. Elles consistent en une altération ou modification des tissus du tube digestif, produite par l'action directe des substances alimentaires solides ou liquides, ou par la réaction d'humeurs ou fluides viciés, sécrétés dans une portion plus ou moins étendue du conduit alimentaire. A l'aide de ces deux causes, il est possible d'expliquer toutes ces modifications morbides, depuis la simple *rélaxation* ou *dilatation* des tissus par l'eau, et les premiers degrés *d'irritation*, jusqu'à l'*érosion* et la *perforation* du tube intestinal. La doctrine de l'*humorisme* est seule à même d'expliquer ces phénomènes pathologiques : toutes les autres sont impuissantes à les reconnaître et croulent devant l'examen du simple bon sens. La postérité ne méconnaîtra pas sans doute les nombreux et persévérants travaux de l'auteur des *phlegmasies* ; mais elle ne pourra comprendre qu'en en signalant si judicieusement la *marche*, il en ait constamment méconnu la *cause* et soit ainsi tombé dans les absurdités du *solidisme*. Quant au traitement à leur opposer, il a été conséquent avec lui-même : parti d'un principe *faux*, il a dû en suivre les conséquences, et c'est là qu'il a fait fausse route.

Oui, les *solides* sont susceptibles d'altération ; oui cette altération peut se présenter sous des milliers d'aspects, varier à l'infini d'intensité et de nature ; se développer, se contracter et même disparaître. Mais que peuvent les *solides* par eux-mêmes ? qu'elle réaction la pierre abandonnée à elle-même, peut-elle avoir sur sa propre substance ? aucune, absolument aucune, puisque les corps n'agissent, hors leur action mécanique, qu'autant qu'ils sont *dissous* ou soumis à l'action d'un liquide.

Matérialisons ou plutôt *simplifions* le phénomène :

Qu'on place un morceau de *chaux* dans lieu sec ; qu'on l'y laisse des années, il n'éprouvera aucun changement. Mais, si l'on verse dessus de l'eau aiguisée d'*acide hydrochlorique* (esprit de sel) une *action* commencera aussitôt, la chaux sera *attaquée* et pourra même entièrement *disparaître* par la causticité du liquide. Eh bien ! ce qui se passe dans ce phénomène est analogue à ce qui s'accomplit dans nos organes : on en voit, en effet, qui par l'*acreté*, la *causticité* des humeurs disparaissent en entier, ou tombent en une sorte de *putrilage* et ne laissent, dans l'organisme, que la place qu'ils ont occupée. Est-ce la partie solide de nos organes qui se détruit ainsi elle-même ? non, cela est contre les lois de la physique ; mais ce sont les fluides de l'organisme chargés de les baigner qui, *viciés dans leur nature*, en ont à la longue plus ou moins altéré le tissu, selon leur degré de force ou d'activité.

L'*hématose* ou *sanguification* est un phénomène qui a pour objet d'assimiler le chyle au sang et de maintenir celui-ci dans un état constamment identique. Mais cette fonction complexe est tantôt accélérée ou augmentée, tantôt diminuée. Elle s'accroit par un exercice violent ; elle diminue par un repos absolu ; elle est plus active dans l'enfance que dans l'âge adulte, dans l'âge adulte que dans la vieillesse.

Activée, elle produit une surabondante quantité de chaleur qui peut donner au sang des propriétés trop actives et développent certaines fièvres ; *ralentie*, comme cela se remarque chez les sujets qui ont acquis et dépassé tout leur développement, elle n'atteint plus d'une manière complète et suffisamment puissante, les *détritus* de l'organisme qu'elle a pour objet de décomposer dans cette véritable *fermentation putride*, pour les expulser ensuite soit par les sueurs, soit par les urines ; de là, la *cause première* de la formation des *humeurs* ou *liquides viciés*, devenus non-seulement *inutiles* mais *nuisibles* à l'économie et qui se corrompent d'autant plus qu'ils y séjournent longtemps.

C'est par la réaction de ces *humeurs* sur les tissus que ceux-ci éprouvent successivement tous les phénomènes qui d'une simple *irritation* peuvent produire l'*érosion* et même la *destruction* totale. Au premier contact d'un liquide vicié par une hématose incomplète, le système nerveux est irrité sur ce point, et il afflue dans l'organe une quantité surabondante de sang : celui-ci, écarté en quelque sorte de la circulation, ne tarde pas à subir toutes les phases de la décomposition putride qui amène la destruction du tissu, d'autant plus rapidement que l'humeur purulente, se régénère elle-même, *étant en cette circonstance alternativement cause et effet.*

Voilà la *cause* et la *marche* générale de *l'irritation* et de ses suites.

Quand les phlegmasies du tube alimentaire n'ont pas pour cause le contact des substances ingérées, elles sont toujours déterminées par une *humeur* qui se forme spontanément et affecte ensuite les tissus qui les sécrètent, après les avoir *modifiées* plus ou moins profondément.

Prenons pour exemple le *suc gastrique* qui, par son seul contact avec les parois de l'estomac, peut déterminer une des irritations connues sous le nom de *gastrite.* Ce liquide très complexe, formé de détritus de l'organisme contient, en proportion plus ou moins variable, des acides hydrochlorique, phosphorique, acétique, etc. Il est évidemment fourni par la décomposition de sels dont la base est passée ailleurs ; l'âcreté de ce liquide est *souvent,* très grande et sa *causticité* peut être telle que, par un séjour prolongé ou renouvelé, il perfore l'estomac dans l'épaisseur de ses tissus, et le lieu de cette perforation devient lui-même le siége de la sécrétion d'une humeur excessivement âcre.

On peut juger par là de combien de variétés d'irritation le tube intestinal peut être atteint, dans toute son étendue, lui qui est constamment exposé à subir le contact d'alimens imprégnés du *suc gastrique,* et une fois l'irritation établie, il devient lui-même, sur ce point, le foyer d'une sécrétion humorale.

Or, comme le *pus* engendre le *pus,* l'*humeur* engendre l'*humeur.* Si donc, à l'aide de *purgatifs* (ou d'agens propres à provoquer cette sécrétion) on parvient à les en priver, la cause provocatrice cessant, l'effet ne se produit plus.

Voilà comment, dans toutes les affections des organes digestifs, les purgatifs (quand on n'en fait pas abus) produisent des effets si remarquables ; pourquoi la médication stimulente ou irritante de Brown qui augmente l'irritation est si désastreuse, et pourquoi enfin le traitement *antiphlogistique* de Broussais est si insignifiant, *quand il n'est pas nuisible.*

Dans la *gastrite* (comme dans toutes les irritations, à quelque dégré que le mal soit parvenu), on devra donc purger à plusieurs reprises, et cela sans hésitation, car les purgatifs loin d'en accroître l'intensité, la diminuent toujours : c'est là une vérité dont on ne peut trop se pénétrer.

Les ennemis de la médication évacuante disent fréquemment : « Il est dangereux d'administrer des *purga-* » *tifs*, dans les cas de gastro-entérite : ces médicamens » déterminent sur le tube intestinal une vive irritation... »

Les partisans de la purgation répondent :

« Cette assertion est erronée. Jamais les purgatifs » n'ont agi comme *irritants*. Il peut arriver que l'*humeur* » qu'ils font sécréter dans le tube digestif soit tellement » *âcre* et *corrosive* qu'elle irrite la muqueuse des intes- » tins ; mais cette irritation ne persiste pas après l'ex- » pulsion de l'*humeur*, et il n'est pas appris qu'elle ait » jamais été funeste, à moins que l'on n'ait commis de » *grandes imprudences*, comme, par exemple, de pren- » dre, dans la journée, des liquides *froids*, tels que la bi- » ère, le lait, etc., et surtout des boissons *spiritueuses*. »

On peut, sans inconvénient, dans les cas de gastro-entérite, prendre *une* ou *deux* doses purgatives par semaine, en mettant entr'elles trois ou quatre jours d'intervalle.

Vers intestinaux, Maladies vermineuses.

Les vers sont des animaux parasites qui se développent sur plusieurs points de l'organisme et dont l'origine est inconnue ; mais ceux dont nous nous occuperons ici ont leur siége dans le tube intestinal. Les enfans et les femmes en sont plus fréquemment tourmentés que les hommes adultes et les vieillards. Une habitation humide, non aérée, et l'absence de lumière favorisent le développement de ces parasites. Mais c'est surtout dans la qualité des *alimens* qu'il faut chercher la cause de leur propagation et de leur accroissement. Il paraît certain que l'usage trop exclusif des fruits, des farineux, du lait, surtout lorsqu'il a fermenté, du beurre et des fromages devient souvent la cause de la formation des vers intestinaux.

Voici les principaux signes auxquels on reconnait leur présence dans les voies digestives.

Les malades ont, en général, la face très pâle et comme bouffie ; leur teint est plombé ; ils ont les yeux ternes, la pupille dilatée, les paupières inférieures cernées par une teinte bleuâtre ; de temps à autre, une petite rougeur passagère apparaît sur l'une des joues et quelquefois sur toutes les deux ; le nez est le siége d'une démangeaison continuelle ; il survient souvent des écoulemens de sang par le nez, du mal de tête et des bourdonnemens d'oreille ; la bouche se remplit fréquemment d'une salive séreuse, acide ; l'haleine est fétide, l'appétit est tour-à-tour vorace et tout-à-fait nul ; le ventre est gros, comme bouffi, empâté et rarement dur ; on éprouve des nausées et parfois des vomissemens d'une sérosité aigre ; des coliques ; souvent très violentes ; le corps est ordinairement constipé ; l'urine est trouble, sédimenteuse, le sommeil est agité et souvent accompagné de grincemens de dents ; l'amaigrissement est ordinairement considérable.

D'autres symptômes, particuliers à chaque espèce de ces parasites, indiquent leur présence dans le canal intestinal. Ainsi les *oxiures* déterminent presque toujours à l'anus une vive démangeaison qui augmente le soir et principalement par la chaleur du lit et même ne se fait sentir qu'à cette époque de la journée ; ils font quelquefois naître des désirs vénériens, surtout chez les femmes en s'introduisant dans le vagin. — Le *botriocéphale* et le *tœnia* ou *ver solitaire* occasionent souvent une sensation de tournoiement dans le ventre et des coliques ombilicales *sans diarrhée*. — Enfin, les *ascarides* ou *lombrics* causent quelquefois une surdité, une cécité, ou du délire sympathiques, une sensation insupportable de strangulation, des accès épileptiformes et même des convulsions très violentes.

Les vers trouvés jusqu'ici, en plus ou moins grande abondance, dans le tube intestinal, sont les suivants :
Le tricocéphale (*triocéphalus dispar*).
L'oxiure vermiculaire.
L'ascaride *lombricoïde* et l'ascaride *vermiculaire*.
Le botriocéphale large, *Tœnia* large ou *non armé*.
Le tœnia, *ver solaire*, ou tœnia *armé*.

A. Le *triocéphale* habite le gros intestin. C'est un ver long d'un à deux pouces, dont l'extrémité céphalique est capillaire, tandis que l'autre est subitement renflée. Il existe quelquefois en très grand nombre chez le même individu ; au moment où on l'observe, il a toujours la tête engagée dans la muqueuse.

B. Le corps de *l'oxiure vermiculaire* est arrondi, élastique, plus volumineux à la partie postérieure. Il est très fréquent dans le gros intestin, le rectum et au pourtour de de l'anus, surtout chez les enfants. Les mâles ont 1 ou 2 lignes de long et l'extrémité postérieure renflée ; les femelles sont deux fois plus grandes et sont fusiformes.

C. Les *ascarides* ont tous le corps arrondi, atténué à chaque extrémité, la bouche a trois lèvres. L'ascaride *lom-*

bricoïde et l'ascaride *vermiculaire* se trouvent fréquemment chez le même individu. Le lombricoïde ou *lombric* varie entre deux et six pouces de long, sur une à deux lignes de diamètre. C'est de tous les vers intestinaux celui qu'on rencontre le plus fréquemment, non seulement chez l'homme, mais encore chez le cochon, l'âne et le bœuf, où il se multiplie à l'infini. Il est plus commun chez l'enfant que chez l'adulte et surtout que chez le vieillard, où il est très rare. Son séjour habituel est dans l'intestin grêle; rarement il descend dans le gros intestin. Une fois dans le *cœcum*, il doit être expulsé Il se rencontre aussi quelquefois dans l'estomac et il n'est pas rare d'en voir rejeter par la bouche. Les *ascarides* existent très-souvent comme complication des affections aiguës et, en particulier de l'inflammation du tube digestif et du typhus.

Le *semen contrà*, récemment pulvérisé, ou la décoction de *semen contrà* constitue le remède le plus efficace et aussi le plus économique pour le traitement des maladies vermineuses. Mais il a été observé que son efficacité s'accroit par l'adjonction des *purgatifs*, pris simultanément ou postérieurement.

Observons aussi que l'emploi de cette substance vermifuge doit être répété *trois fois* dans les 36 heures.

Le *semen contrà*, administré *en grain* ou recouvert de sucre, comme dans l'anis sucré, produit un effet également avantageux. Mais il faut pour cela que ce soit du *semen contrà d'Alep* vrai et non de la fleur de plantes *congénères*, comme il s'en rencontre souvent dans les pharmacies.

Outre son principe aromatique très prononcé, la fleur désignée sous le nom de *semen contrà d'Alep*, *semencine* ou *barbotine*, contient un principe extractif abondant, amer, dans lequel paraît résider la propriété vermicide ou vermifuge de cette substance. Mais il faut l'administrer *en quantité suffisante*, et non comme le font les médecins de nos jours, qui n'en donnent à la fois que quelques centigrammes.

On devra, nous le répétons, en prendre *trois fois*, dans les 36 heures, et terminer par l'emploi du *purgatif*. On pourra, pour cela, attendre au soir ou au lendemain.

Déclarons d'ailleurs que, dans le plus grand nombre de cas, le purgatif suffit seul à l'expulsion des vers intestinaux; ce qui s'explique par l'affluence d'humeurs âcres provoquée, dans le tube intestinal par cet évacuant.

Il est inutile de mentionner ici la *mousse de Corse* et la racine de *fougère mâle* qui ont quelquefois été employées avec succès dans la cure des affections vermineu ses. Ce sont des remèdes de peu de valeur auprès du *semen contra*. Toutefois, nous mentionnerons plus loin le cas, où la racine de *fougère mâle* et les *astringens* peuvent être employés avec avantage;

D. Le *Tœnia armé* ou *ver solitaire* a le corps long, aplati; il est armé de quatre suçoirs à la tête. Il est assez commun chez l'homme surtout dans l'Allemagne et l'Italie; il est rare en France. Il acquiert des dimensions énormes. La tête est la partie la plus petite et la plus tenue du ver, et ne peut être distinguée qu'à l'aide du microscope. Son corps est composé (comme celui du *botriocéphale*) de petits segments. Seulement, chez le premier, les pores ou orifices des organes sexuels sont situés sur le *côté* des segments, tandis que chez le *botriocéphale*, ils occupent le milieu de la face inférieure de chaque article. On peut donc les considérer comme deux espèces de tœnia, et c'est sous ce point de vue que nous allons en parler.

Le tœnia *large* (botriocéphale) et le tœnia *armé* habite ordinairement les intestins grêles de l'homme, où il se trouve presque toujours seul ou solitaire. Ils révèlent leur présence par des signes propres à tous les vers et par celui-ci qui leur est particulier. La face prend une teinte ou coloration spéciale qu'on ne peut décrire, mais qu'on reconnaît très-facilement, *quand on l'a observée une fois*. On ne peut cependant affirmer l'existence de ce ver dans les intestins, que lorsqu'on en a déjà extrait quelques fragments. C'est ici le lieu de rappeler que chacun des segmens ou articles de ce ver paraît être un centre de vie et que, tant qu'il en reste dans le corps, quelques fragmens, l'animal se régénère avec promptitude.

Le traitement le plus usité du *tœnia* repose sur l'emploi de substances *astringentes*; celles employées le plus généralement sont la racine de *fougère mâle* et l'écorce de *racine de grenadier*. Il est probable que le péricarpe de la noix, dit *brou de noix*, aurait des propriétés analogues.

Quoiqu'il en soit, le traitement le plus usité et peutêtre le plus sûr, consiste dans l'administration d'une décoction concentrée d'*écorce de racine de grenadier*, prise le matin à jeun, après avoir la veille administré un purgatif au malade. Le ver est ordinairement rendu dans la journée. S'il ne l'était pas, ou s'il n'en avait été expulsé que quelques fragments, on recommencerait le lendemain et les jours suivants.

Comme on le voit, les médications vermicides ou vermifuges les plus efficaces reposent sur l'alliance des *pur-*

gatifs avec le *semen contra* ou les *astringens*. D'innombrables faits ont confirmé cette assertion.

Ictère, Ictéricie ou Jaunisse.

Cette maladie est caractérisée par la coloration jaune de la peau, des conjonctives et des urines, la teinte grisâtre des matières fécales, une douleur sourde à la région du foie et un gonflement plus ou moins sensible de tout l'abdomen. On ne connaît pas encore au juste la cause de cette affection. Est-elle déterminée par un obstacle à l'excrétion de la bile, ou son libre écoulement dans le duodénum, qui fasse refluer ce liquide dans le système sanguin ; — ou bien, la sécrétion de ce fluide étant entravée, s'accumule-t-il dans le sang des élémens bilaires, que l'action du foie en eût retirés, si ses fonctions se fussent exécutées selon leur mode normal ?... Cette double question n'a pas encore été résolue. Toujours paraît-il constant qu'on retrouve dans le sang les élémens du fluide biliaire et, particulièrement les principes colorans *jaune* et *bleu*. On s'accorde au reste, dans la pratique, à considérer la jaunisse comme causée par un *trouble* dans les sécrétions du foie, organe que l'on regarde avec raison comme chargé de l'épuration du sang. La bile ne *passerait donc pas dans le sang*, comme on le dit vulgairement ; mais les matériaux qui concourent à sa formation resteraient dans la masse sanguine : ce qui expliquerait la coloration en jaune de la peau des ictériques.

La *bile* peut être considérée comme un *savonule alcalin* à base de soude, c'est-à-dire comme le produit de la combinaison d'une matière grasse huileuse avec un *alcali*, provenant de la décomposition de sels dont l'acide serait passé ailleurs. Sa composition chimique indique son origne. Elle se forme, en effet, avec abondance chez les personnes qui aiment beaucoup le beurre, la crème, l'huile, le lard, les matières *grasses* en général.

Sa composition indique aussi son utilité dans l'organisme. On sait qu'elle est destinée à *saponifier* (c'est-à-dire à rendre *solubles* et assimilables aux fluides de l'organisme) les matières *grasses*, entraînées avec les produits de la digestion. Aussi la considère-t-on comme un des agens les plus puissants de la digestion intestinale, à laquelle elle concourt encore en augmentant, par son âcreté, la sécrétion de la muqueuse du canal digestif. En effet, la bile jouit de propriétés *purgatives* et sa seule sécrétion détermine, à de certaines époques, chez quelques individus, une purgation *naturelle*.

Dans l'ictère au jaunisse, la bile agit par sa *quantité*. Mais elle est, comme la plupart des autres fluides, susceptible de contracter certaines altérations, de subir une sorte de décomposition putride: l'organisme est alors sous l'influence d'une sorte d'*intoxication biliaire*, comme cela a lieu dans la *fièvre bilieuse*. — A l'article humeur *bilieuse* (voir ce mot), nous avons rapporté quelques exemples frappants de l'âcreté ou causticité qu'elle peut contracter.

L'*état bilieux* est donc un état humoral, une affection humorale, et seul il suffirait pour réhabiliter l'*humorisme*, si la réalité de cette doctrine ne devait frapper les esprits même les plus prévenus. Si la jaunisse ne consiste, ainsi que nous l'avons exposé, que dans le défaut dépuration du sang par le foie, il est évident qu'il faut provoquer cette fonction. Or, on n'y parvient que par l'emploi de deux moyens seuls ou concurremment : les *émétiques* et les *purgatifs*. Les premiers paraissent agir par l'ébranlement ou secousse qu'ils communiquent au foie et qui en accélère les sécrétions ; les derniers paraissent provoquer un effet identique par l'espèce de mouvement fébrile qu'ils déterminent dans l'organisme. Ces moyens, du reste sont *certains*, et l'effet en est si prompt, qu'après une seule dose purgative ou vomitive, on voit souvent, en 24 heures, le teint bilieux s'éclaircir et prendre une teinte rosée. Nous ne parlerons pas ici de l'emploi des anti-phlogistiques ; nous ne comprenons pas comment les praticiens peuvent s'arrêter à de pareilles futilités.

On doit, pour bien faire, débuter par le *vomitif*. On prend ensuite une dose purgative tous les trois ou quatre jours, et, en peu de temps, l'état bilieux a complétement disparu. Dans la *fièvre bilieuse*, on doit rapprocher les doses et multiplier les vomissemens.

Obstruc ions.

Engorgements, embarras qui se forment dans les vaisseaux ou conduits du corps vivant, soit par suite de rétrécissement de ces vaisseaux, soit par suite de l'afflux d'une trop grande quantité de fluides. Toujours est-il qu'il y a ralentissement de la circulation ou de la vitalité sur ce point.

On attribue à *l'obstruction* un grand nombre de maladies, particulièrement celles qui affectent les organes abdominaux et notamment les engorgements chroniques du *foie* ou de la *rate*, qui se développent quelquefois dans le cours des fièvres intermittentes prolongées.

Les personnes atteintes d'obstructions du foie sont celles qui éprouvent, dans la région de cet organe, de la gêne, un embarras, de la douleur même. Leur peau présente une teinte jaunâtre ou terreuse et leurs fonctions digestives sont plus ou moins troublées.

Les maladies de la rate sont plus difficiles à apprécier, parce qu'on ne connait pas encore au juste la nature des fonctions de cet organe, sujet à l'induration, au gonflement ou hypertrophie.

Dans les obstructions du *foie* et de la *rate*, comme dans toutes les autres, l'usage des purgatifs est indiqué, 1° parce qu'en diminuant la masse des fluides, ils rendent la circulation plus facile; 2° parce qu'ils modifient d'une manière prompte la nature de ces fluides, en en soustrayant le principe vicié qui est incontestablement la cause et non l'effet de l'état morbide de l'organe. Ces résolutions s'obstiennent facilement par l'emploi de deux ou trois doses purgatives par semaine.

Péritonite.

Le péritoine est une membrane séreuse qui tapisse la cavité abdominale, se prolonge sur la plupart des organes contenus dans cette cavité, les enveloppe en totalité ou en partie et maintient leur rapports respectifs, au moyen de nombreux prolongemens et de replis ligamenteux; c'est un sac sans ouverture qui recouvre tous les organes abdominaux sans les contenir dans son intérieur, et dont la surface interne, lisse et humectée de sérosité, est partout en contact avec elle-même.

La péritonite consiste en une altération des sécrétions du péritoine. Au lieu d'une légère humidité, le péritoine sécrète avec abondance un fluide qui donne lieu à la formation de fausses membranes, d'où résultent une empâtement de tous les viscères abdominaux et des collections séro-purulentes plus ou moins considérables dans la cavité du péritoine.

Les symptômes de la péritonite sont des douleurs abdominales aiguës, lancinantes, augmentant par la moindre pression extérieure, par les fortes inspirations et par le mouvement du corps, avec tension de l'abdomen, hoquets, vomissements, diarrhée ou constipation, fièvre, petitesse et concentration du pouls, affaiblissement et pâleur de la face: les traits sont comme tirés vers en haut et portés vers le front, la peau est sèche et couverte d'une sueur froide, etc.

La péritonite est souvent aiguë; quelquefois elle est subaiguë, et un jour ou deux suffisent à son cours entier. La péritonite chronique a une durée indéterminée. Quand l'inflammation a envahi tout le péritoine, il est rare que l'issue ne soit pas funeste, et, après la mort du malade, on trouve la membrane séreuse rouge, ou couverte d'une exsudation complète, ou bien un épanchement lactescent, dans lequel flottent les circonvolutions intestinales et des flacons albumineux. Si la péritonite n'est que partielle, elle est susceptible d'une résolution favorable.

Quoique l'on considère les contusions, les chutes sur le ventre, etc., comme les causes prochaines de la péritonite, il y a lieu de penser que cette maladie tient à une cause spéciale, à une certaine composition des humeurs, qui constitue ce que l'on nomme *prédisposition*. L'indication est donc de modifier promptement et profondement ces liquides ; or, on n'y parvient qu'à l'aide des évacuants.

« La péritonite est toujours une maladie grave, qu'il faut se hâter de combattre dès le début, avec les évacuants, à doses rapprochées, en commençant par le vomi-purgatif. Que l'on ne craigne pas d'accroître le danger de la position, en déterminant une irritation sur la muqueuse intestinale, et, s'il était possible de changer, de transformer une péritonite en l'affection qu'on nomme *gastro-entérite*, il n'y aurait pas à hésiter, car cette maladie est bien loin de présenter la gravité de l'autre. Mais ce n'est pas ainsi que la purgation agit ; ses bons effets ne résultent pas d'une *irritation* dérivative, révulsive, comme le pensent quelques personnes, mais bien de l'expulsion des principes vénéneux, des fluides viciés et des modifications qu'elle imprime au travail des sécrétion et des absorptions.

» Le vomissement étant un des principaux symptômes, il y a indication positive à commencer le traitement par le *vomi-purgatif*, et l'on continue, si l'on veut, avec des purgatifs seulement, en donnant une dose par 24 heures et même plus, s'il y a de vives souffrances, jusqu'à ce que l'on ait obtenu un notable soulagement. Que l'on ne perde pas de vue qu'il s'agit d'une maladie, presque nécessairement mortelle, si l'on ne parvient promptement à obtenir du soulagement. Mais, en général, en recourant, dès le début, aux évacuants, on ne voit jamais se développer tous les symptômes qui constituent réellement la péritonite, et il suffit presque toujours de quelques doses pour faire avorter la maladie. Nous avons vu souvent des accidens abdominaux graves disparaître, comme par enchantement, après 1 purgation. » (Signoret.)

Hydropisies.

On donne le nom d'*hydroposie* à tout épanchement de sérosité dans une cavité quelconque du corps ou dans les tissus. Dans l'état naturel tous les organes sont humectés, lubréfiés par des fluides fournis par l'exsudation de ces organes. Si, par une cause quelconque, la production de ces fluides est augmentée ou l'absorption diminuée, il en résulte un excès qui s'amasse, s'accumule dans les cavités, comme on l'observe dans l'*ascite*; ou bien s'épanche et s'infiltre dans les tissus, comme on le voit dans l'*œdème* et l'*anasarque*: enfin, il se forme des amas de liquide dans des productions anormales qui simulent l'*hydropisie*. Nous allons traiter de quelques-unes de ces affections.

Ascite ou Hydropisie ascite (Hydropisie de l'abdomen).

Cette maladie consiste dans un dépôt plus ou moins considérable de liquide séreux dans la cavité du péritoine. Le ventre est tuméfié, rénitent avec fluxation, lorsqu'on lui imprime une légère secousse. Plus tard, il y a gonflement des extrémités inférieures et du scrotum; l'urine est rare et rouge, on éprouve une soif intense, de la difficulté dans la respiration. L'ascite se développe ordinairement à la suite d'une autre maladie.

Quelle que soit la modification fonctionnelle qui donne lieu à l'accumulation d'une aussi grande quantité de liquide dans le péritoine, cette modification tient toujours, en définitive, à un changement dans la composition des fluides, et le dépôt séreux qui en résulte provient évidemment de l'accroissement des sécrétions sur les absorptions. On n'en connaît pas bien les causes prochaines; mais il a été observé que les femmes y sont plus sujettes que les hommes.

On a employé contre l'ydropisie ascite un grand nombre de moyens; voyant que les urines, dans cette affection, étaient presque nulles, on s'est attaché à les provoquer, à l'aide de boissons diurétiques. Ce n'est cependant pas la suppression des urines qui détermine l'épanchement ascite, mais bien cet épanchement lui-même qui détermine la suppression des urines; en un mot, c'est l'augmentation des exhalations séreuses, à la surface du péritoine, ou la suppression de l'absorption qui amène la diminution des sécrétions rénales. Nous devons toutefois reconnaître qu'à l'aide de boissons fortement *nitrées*, on est parvenu quelquefois à guérir cette maladie.

Mais la médication rationnelle, celle qui obtient incontestablement le plus de succès, c'est la médication *purgative*. On débute, autant que possible, par un vomitif, et l'on prend ensuite le purgatif; à doses rapprochées, une par jour ou tous les deux jours. A mesure que l'hydropisie cesse, on peut les espacer de plus en plus. Mais il a été observé que le succès est d'autant plus prompt que la médication est plus active. Cependant la purgation n'est pas toujours assez puissante pour résorber le liquide épanché ni même l'empêcher de faire de nouveaux progrès. On doit alors recourir à la *ponction*, opération qui consiste à pratiquer une ouverture à l'abdomen pour donner issue à la sérosité qui s'y est accumulée. Encore cette opération procure-t-elle rarement une guérison radicale. Dans tous les cas, on reprendra ensuite pour quelque temps, l'usage des purgatifs, à l'effet d'empêcher l'épanchement d'une nouvelle quantité de sérosité. On modifiera aussi, le plus possible, son alimentation, en prenant, en général, peu de boissons aqueuses.

Kystes, hydropisies enkystées.

On donne le nom de *Kystes* à des espèces de poches ou de sacs sans ouverture, ordinairement membraneux, développés accidentellement dans une des cavités naturelles ou dans l'épaisseur des tissus organiques. Il y a des kystes de diverse nature. On en connait de pierreux, de cartilagineux, de squirreux, de séreux : c'est à cette dernière espèce qu'appartient l'*hydropisie enkystée*.

Les kystes les plus volumineux se rencontrent dans l'abdomen et prennent racine sur le péritoine ou sur les ovaires. Ils acquièrent quelquefois un développement énorme, recèlent, en général, des liquides et donnent au ventre l'apparence de l'hydropisie du péritoine ou péritonite (voyez ce mot). L'hydropisie *ascite* ou de l'abdomen, dont nous venons de parler, présente aussi l'aspect de l'hydropisie *enkystée* du péritoine et de l'hydropisie *enkystée* des ovaires. Il existe cependant entr'elles des différences très appréciables; les kystes ovariques sont assez faciles à reconnaître, étant situés sur l'un ou l'autre côté du bassin; ils sont aussi les plus communs. Les hydropisies enkystées sont particulières aux femmes; plusieurs cas de kystes du péritoine ont été cependant observés chez l'homme.

S'il ne s'agissait, dans le traitement de ces maladies, que de la résorption du liquide sécrété, l'emploi seul des purgatifs suffirait presque toujours à produire cet effet; mais il faudrait aussi faire disparaître le sac qui recèle la sérosité, et c'est là, en quelque sorte, chose souvent impossible. Ces maladies heureusement sont rarement mortelles. On voit des personnes qui portent un kyste, pendant trente à quarante ans, sans trouble notable dans l'état de leur santé.

Toutefois, même sans l'espoir de guérir l'hydropisie enkystée, on fera très sagement d'user de la *purgation* de temps à autre. Si le liquide ne se résorbait pas, on parviendrait au moins, à l'aide de cette médication, à l'empêcher de se développer. Si le mal était arrivé au point de troubler toutes les fonctions, on devrait, comme nous l'avons dit pour l'hydropisie du bas ventre (ascite), recourir à la *ponction* ; mais dans l'hydropisie enkystée, il y a moins de chance de guérison, parce que le kyste est quelquefois à plusieurs cellules ou compartimens, et que le liquide ne s'écoule que par celles ouvertes par l'instrument.

Hydartrose, Hydropisie des articulations.

Cette maladie est ordinairement la suite de coups, de chutes, d'une violence extérieure quelconque ou de marches forcées ; mais on l'observe plus particulièrement chez des individus scrophuleux ou évidemment lymphatiques. Elle présente, à son début, tous les symptômes de *l'arthrite* ou inflammation articulaire, et vers la fin, on la confond, au contraire, avec une tumeur blanche, très intense, chez les sujets robustes. Les symptômes, inflammatoires de la première période sont obscurs et presque inaperçus, chez les individus d'une mauvaise constitution. Plus tard, la tuméfaction indique la présence de l'épanchement séreux dont la capsule synoviale est le siége. Au genou, deux tumeurs apparaissent sur les côtés de la rotule : au coude-pied, deux tumeurs se forment sur les côtés des tendons extenseurs ; au coude, la tuméfaction se montre en arrière, sur les côtés de l'olécrane.

Si l'individu atteint d'hydartrose est sain et d'une bonne constitution, la maladie se termine le plus souvent par résolution ; dans le cas contraire, les cartilages se ramollissent, les os eux-mêmes se gonflent et deviennent fongueux, la supuration s'établit et le malade finit par succomber.

L'articulation le plus souvent affectée de l'hydartrose est le genou. La guérison en est toujours difficile. Elle exige le repos du membre affecté et l'emploi de la médication purgative, parce qu'ici, comme dans toutes les autres hydropisies locales, il y a épanchement d'une humeur séreuse qu'il faut résorber.

Bouffissure.

On désigne ainsi une intumescence molle, sans rougeur ni douleur, que présentent quelquefois les tissus et qui paraît provenir d'une sérosité infiltrée dans le tissu cellulaire sous-cutané. C'est une véritable hydropisie, mais qui diffère de l'*œdème* et de l'*anasarque*, en ce que, dans ces deux dernières hydropisies, le liquide épanché prend souvent une certaine consistance qui change la résistance des chairs. C'est à la face et surtout au bas des joues que se manifeste le plus souvent la bouffissure. Les femmes et particulièrement les jeunes filles mal réglées y sont plus sujettes que les hommes. Cette maladie décèle souvent une affection organique ancienne; elle survient fréquemment à la suite des fièvres intermittentes, traitées par le quinquina. L'effet styptique de cette médication qui arrête les sécrétions intestinales et provoque des métastases explique suffisamment ces infiltrations. Au lieu de renfermer, d'enclore ces sérosités dans les tissus, il faut donc les en expulser. Or, on n'y peut parvenir que par l'emploi des évacuants et particulièrement des purgatifs. Si la bouffissure se présente à la face, il est convenable d'employer le vomitif et le purgatif alternativement, chaque jour l'un.

Œdème.

On désigne sous ce nom le gonflement, l'enflure d'une partie du corps, produite par l'infiltration des chairs, et ne présentant ni douleur, ni rougeur, ni tension. L'absence de symptômes inflammatoires distingue l'œdème du phelgmon. La sérosité épanchée dans l'œdème perd quelquefois sa fluidité; elle s'épaissait, semble se concréter et prend l'apparence du suif et même de la cire.

Les membres abdominaux sont ceux qui sont le plus souvent affectés d'œdème. Le gonflement se borne ordinairement au pied et à la partie inférieure des jambes. Les parties œdèmatées présentent au doigt une résistance *pâteuse*, qui en conserve plus ou moins longtemps l'impression. L'œdème des abords de l'œil indique une prédisposition aux hydropisies.

Quelques personnes sont atteintes, le soir, d'un engorgement des pieds et du bas des jambes qui se dissipe par le repos de la nuit pour reparaître le lendemain; c'est le signe d'une embarras dans la circulation. Les femmes enceintes, près du terme de leur délivrance, ont souvent aussi le bas des jambes atteintes d'œdème; mais ce cas n'offre aucune gravité et le mal se dissipe avec la cause.

Dans les autres cas, il est nécessaire d'avoir recours aux évacuants. Les purgatifs sont le spécifique de toutes ces sortes d'infiltration des tissus.

Anasarque.

L'*œdème* est le produit du gonflement, de la tuméfaction d'une partie du corps; *l'anasarque* de tout le corps; c'est, en quelque sorte, l'hydropisie du tissu cellulaire sous-cutané. Le liquide infiltré est de nature séreuse ou séro-purulente. Le mal commence ordinairement par les extrémités inférieures et gagne plus ou moins vite les parties supérieures. Les deux membres sont quelquefois affectés en même temps.

Les parties affectées perdent leur souplesse, leur élasticité. Au toucher, elles sont molles, pâteuses et conservent l'impression du doigt qui les a comprimées. La peau, extrêmement tendue, laisse quelquefois suinter de la sérosité par ses pores; d'autrefois, il apparaît à sa surface des vésicules ou phlictènes remplies de sérosité. Le corps est froid au toucher, dans les parties affectées; on doit y entretenir artificiellement une certaine température. Les symptômes généraux qui accompagnent l'anasarque sont: la soif, l'oppression, la perte des forces et de l'appétit, la diminution des urines.

« Faire disparaître les liquides infiltrés, épanchés dans les tissus, et prévenir une nouvelle infiltration, voilà l'indication curative de l'anarsaque; mais il n'est pas toujours en notre pouvoir de la remplir; nous manquons souvent de moyens assez puissants pour opérer la résorption des sérosités épanchées et pour empêcher de nouvelles exsudations morbides. Cependant, dans beaucoup de cas, la purgation donne les résultats les plus satisfaisans. Il faut donc y recourir et l'employer, à doses aussi rapprochées que possible, en commençant par le vomitif.

(Signoret).

Maladies du cœur.

Les maladies qui affectent le cœur et son enveloppe (le péricarde) sont assez nombreuses, mais elles sont, la plupart assez rares; aussi nous bornerons-nous à parler ici de celles qui se remarquent le plus communément. Il y en a trois: la péricardite, l'anévrisme et les palpitations.

Péricardite (Inflammation du péricarde).

On donne ce nom à une affection du sac séreux qui enveloppe le cœur, de la même manière que la plèvre enveloppe le poumon. Des coups, des chutes sur la région du cœur, des affections morales vives et profondes sont les causes les plus ordinaires de la *péricardite*, qu'il est d'ailleurs assez difficile de reconnaître. On a observé chez ceux qui succombent à cette maladie : un épanchement séro-purulent dans le péricarde, des brides, des fausses membranes occupant ordinairement la surface interne de cet organe.

On peut assimiler la péricardite à la pleurésie (inflammation de la plèvre). Elle tient, comme celle-ci, à une altération des sécrétions de cet organe ; et ces sécrétions ont leur source dans les liquides de l'organisme. Ainsi c'est dans l'altération de ceux-ci qu'il faut rechercher la cause première du mal. Rendre ces fluides à leur pureté primitive, en en éliminant ce qui constitue la partie viciée, et remplacer celle-ci par une alimentation substantielle, mais non stimulante, est donc l'indication à remplir. On emploiera pour cela les purgatifs une ou deux fois par semaine ; on évitera l'usage des alimens épicés, des légumes aqueux, des boissons froides et particulièrement des spiritueux.

Anévrisme ou dilatation du cœur.

On appelle proprement *anévrisme* une tumeur produite, dans l'intérieur d'une artère, par la dilatation des membranes qui constituent ses parois (anévrisme vrai) ; mais on a étendu ce nom aux tumeurs formées par le sang épanché hors d'une artère (anévrisme faux) et aux dilatations du cœur.

Les signes auxquels on reconnait l'anévrisme sont : l'oppression qui augmente et menace de suffocation ou d'asphyxie au moindre mouvement ; une matité plus grande, plus étendue dans la région précordiale, un ralentissement dans les battemens du cœur et une moins grande force dans l'impulsion communiquée à la poitrine par les contractions. La circulation est ordinairement ralentie et la température du corps abaissée.

L'épuration du sang, à l'aide des purgatifs espacés, la formation d'un sang nouveau doux, à l'aide d'alimens substantiels, non épicés, l'abstention de légumes aqueux et de boissons spiritueuses sont les moyens les plus propres à combattre cette affection. On doit aussi éviter avec soin les fortes émotions et l'abus des plaisirs vénériens.

Palpitations.

La circulation est sujette à des troubles qui se décèlent par des battemens du cœur plus forts, plus fréquents, souvent irréguliers, qui augmentent ordinairement par l'exercice et sont fréquemment accompagnés d'oppression et de suffocation. Ces symptômes peuvent tenir à des causes très différentes, telles que des affections organiques du cœur ou des gros vaisseaux, un obstacle à la circulation, une péricardite, une affection des centres nerveux, etc. Mais c'est le plus souvent à une altération ou viciation des principes constitutifs du sang qu'on doit attribuer cette maladie. En effet, si, par l'usage des purgatifs, on *adoucit* ce fluide, en en soustrayant la partie viciée, qui par son acrêté, sa causticité, détermine de plus fréquentes contractions du cœur, celles-ci reprennent bientôt leur type normal et l'effet cesse. Il est donc tout-à-fait irrationel de chercher, avant tout, à calmer les palpitations, à l'aide de la digitale, comme le font un grand nombre de praticiens; on ne fait que combattre le symptôme, sans atteindre la *cause*; aussi les palpitations reprennent-elles presque toujours peu de temps après.

On conçoit que, si la cause tient à une altération *organique* profonde, l'emploi des purgatifs ne pourra qu'en entraver, qu'en ralentir la marche; mais en y recourant dans le début, on obtiendra un grand soulagement.

Comme dans la péricardite et l'anévrisme, on devra observer une alimentation substantielle, douce, pour remplacer la partie fluide du sang évacuée par les purgatifs; s'obstenir d'alimens salés ou épicés, de boissons spiritueuses, s'interdire les plaisirs vénériens et éviter les fortes impressions.

Affections des voies urinaires.

On comprend sous le nom de *voies urinaires* l'ensemble des conduits et cavités destinés à transmettre ou à contenir l'urine, depuis le moment où se fait la sécrétion de ce fluide, jusqu'à son élimination définitive. L'appareil urinaire se compose de quatre parties bien distinctes : 1° des parties viscérales connues sous le nom de *reins*, où se forme l'urine; 2° de conduits appelés *uretères*, au moyen desquels l'urine est portée dans le reservoir destiné à la contenir; 3° de ce reservoir, qu'on nomme la *vessie*; 4° enfin, d'un canal plus ou moins prolongé, appelé *urètre*, à l'aide duquel l'urine est rejetée au dehors.

Plusieurs maladies peuvent affecter plusieurs de ces parties. Nous nous bornerons à mentionner celles qui s'observent le plus souvent :

Le catarrhe vésical ou *Cystite.*

Les calculs vésicaux.

La rétention d'urine.

L'incontinence d'urine.

La néphrite ou néphrésie.

Le diabète ou diabétes.

Catarrhe vésical ou Cystite.

Cette maladie se décèle par des souffrances au bas-ventre, de fréquentes envies d'uriner, un écoulement lent et difficile des urines qui causent au passage une vive cuisson, que les malades comparent quelquefois à une sensation de brûlure. Mais le symptôme caractéristique, essentiel de cette maladie, est l'aspect trouble des urines qui déposent, au fond et contre les parois du vase, par le repos et le refroidissement, d'abondantes mucosités d'aspect glaireux. Ces symptômes sont accompagnés d'une agitation fébrile, d'une soif vive, et de sueurs exhalant une odeur urineuse. La circonstance la plus fâcheuse dans cette affection, c'est la rétention des urines, due aux viscosités abondantes qui obstruent le canal urétral, déjà rétréci par le gonflement de la muqueuse de l'urètre. Chez la femme où les mêmes conditions anatomiques ne se rencontrent pas, ce cas est moins grave que chez l'homme. Elles y sont aussi moins sujettes.

La médication généralement employée, dans le traitement du catarrhe vésical, est l'usage de l'eau de goudron, de la térébenthine, soit en boissons, soit en injections. Ces diurétiques, ou agens provoquant la sécrétion urinaire, ont un inconvénient, c'est qu'ils agissent aussi comme excitants. Ils ne guérissent réellement pas ; mais ils accélèrent le cours de cette phlegmasie qui n'en parcourt pas moins toutes ses phases ; le malade se trouve seulement plus promptement rétabli.

Au point de vue de la doctrine humorale, la question est toute changée. Ce n'est plus dans le catarrhe vésical même que nous cherchons l'origine des glaires ou mucosités sécrétées parmi les urines ; *c'est dans le sang.* C'est là, en effet, la source de ces impuretés, et une preuve frappante de la vérité de cette assertion, c'est que si, à l'aide de *purgatifs* répétés, on modifie la constitution du sang, du moment même, la nature des urines change ; on rend, par les évacuations d'abondantes viscosités, et les urines s'éclaircissent de jour en jour, au point de reprendre, en peu de temps, leur aspect normal..... Bien plus, les souffrances du bas-ventre cessent, signe manifeste de la cessation du catarrhe. Ainsi donc, celui-ci ne se développe pas spontanément ; il est évidemment déterminé par l'action d'un sang vicié sur l'appareil urinaire ; et c'est le sang qui, une fois l'inflammation établie, l'alimente, tant qu'il reste dans des conditions semblables. Il suffit donc seulement de modifier celui-ci pour faire cesser celle-là.

Il n'y a que la doctrine humorale qui explique, sans se contredire, tous ces phénomènes ; elle seule rend compte d'une manière rationnelle de la cause du mal, de tous ses symptômes et de sa guérison. Et cependant on rencontre encore journellement des gens, munis du diplôme de docteur, qui traitent d'*utopie* la doctrine des *humeurs*, admise par hypocrate et Galien, et qui remonte même jusqu'à Empédocle. Elle n'est donc pas d'invention moderne, et ce n'est pas là son moindre avantage.

Les personnes sujettes au catarrhe de la vessie doivent, autant que possible, changer la nature de leur alimentation ; une alimentation végétale paraît être préférable à un régime trop animalisé. On revient ensuite progressivement à celui-ci. Mais on doit s'abstenir de substances échauffantes ou aromatiques et surtout de boissons spiritueuses.

Calculs vésicaux et maladies calculeuses.

Il se peut former, dans les voies urinaires, des concrétions de nature et de volumes variables, que l'on connaît sous les noms de calculs, de pierres ou de graviers. Ces concrétions qui présentent quelquefois une grande dureté sont composées, dans des proportions diverses, outre le *mucus*, d'acide urique, — d'urate d'ammoniaque, — de phosphate de chaux, — de phosphate ammoniaco-magnésien, — d'oxalate de chaux, — de cystine. Elles peuvent prendre naissance dans les reins, traverser sous forme de noyaux plus ou moins volumineux, les uretères, et arriver dans la vessie où elles acquièrent du développement par leur contact avec la matière des dépôts sédimenteux qui s'y trouve. Elles peuvent aussi prendre naissance dans la vessie.

Le traitement à opposer aux calculs, en général, a pour objet d'opérer leur dissolution, de provoquer leur expulsion ou de favoriser leur extraction et d'en prévenir leur retour. Nous ne décrirons pas les procédés qui pour cela ont été mis en usage ; on a fait là-dessus de nombreux volumes. Sans parler des opérations chirurgicales, on a employé, pour réduire les calculs déjà formés, de nombreux dissolvans. Dans le choix qu'on en a fait, on s'est laissé guider par la connaissance des propriétés chimiques de l'urine, d'où l'on pouvait déduire la composition chimique des calculs. Si l'urine rendue par le malade contenait une trop forte portion d'acide urique (ce qui et le cas le plus ordinaire), on employait les alcalis; si, au contraire l'urine était saturée de sels calcaires ou magnésiens, on prescrivait les acides et surtout l'acide hydrochlorique. L'eau tenant en dissolution du bicarbonate de soude (*soda water*) était employée comme boisson habituelle, dans le premier cas; dans le second, l'acide hydrochlorique, à la dose de 5 à 25 gouttes suffisamment étendues d'eau, deux ou trois fois par jour. Ce traitement est même encore aujourd'hui le plus en usage. Nous n'en ferons pas la critique : on voit que tout y est raisonné comme si les choses devaient se passer dans un verre à expériences chimiques. Mais il est facile de se rendre compte de la déception qui attend les praticiens.

Les *graviers*, petites concrétions semblables à du sable, en grande partie composées d'acide urique et d'une matière animale, se forment dans les reins, se disséminent dans les voies urinaires et sont expulsés avec les urines. Un régime végétal, des boissons aqueuses prises en grande abondance, un changement dans la nature de l'alimentation suffisent souvent pour les faire disparaître. Mais il est un moyen encore plus rationnel, et dont les résultats sont moins incertains; c'est l'emploi des *évacuants*. En effet, quelle est l'origine, le point de départ de ces concrétions ? Le sang, rien que le sang. C'est donc dans l'altération, dans la viciation de celui-ci que l'on devra chercher la cause prédisposante du mal. Il doit conséquemment suffire de modifier ce fluide, d'une manière quelconque, pour faire cesser cette prédisposition. On y parvient de la manière la plus sûre, la plus facile et la plus efficace par l'emploi des *purgatifs*. Sous ce régime, en quelques jours, une amélioration notable se fait sentir dans l'état du malade, n'en prit-on seulement qu'une ou deux doses par semaine. Il n'est pas nécessaire de recourir au vomitif. On devra en continuer l'usage, jusqu'à ce que les urines soient redevenues claires.

Quant aux calculs un peu volumineux, les moyens chirurgicaux (la taille ou la lithotritie) peuvent seuls en opérer la réduction.

Rétention d'urine.

La difficulté ou l'impossibilité de rendre les urines prend le nom de *rétention*. C'est l'accumulation de l'urine dans la vessie. Elle peut tenir à un grand nombre de causes : à un état de spasme du col vésical, à un rétrécissement du canal de l'urètre, etc. Si l'on ne peut rendre les urines, comme les souffrances deviennent de plus en plus vives et que les jours du malade finiraient par être en danger, on doit avoir recours au moyen le plus sûr et le plus prompt pour vider la vessie, à l'emploi des *sondes*. On aura recours aux *bougies*, si la rétention est due au rétrécissement du canal de l'urètre. Comme la dilatation de ce canal doit avoir lieu graduellement, on commencera par des bougies d'un petit diamètre et l'on augmentera ensuite progressivement.

La médication évacuante s'allie très bien avec l'emploi de ces divers moyens. On en cite des effets miraculeux ; ce qui tend à établir que ces divers états de contraction d'organes sont produits par un principe excitant qui a son origine dans les fluides, et qu'il suffit de l'en expulser pour ramener à la santé.

Incontinence d'urine.

C'est l'impossibilité de retenir les urines.

Cette affection est causée, le plus souvent, par le relâchement ou la paralysie du col de la vessie ou par un excès de contractilité ou de sensibilité de la vessie elle-même ; ou, bien souvent, comme chez les vieillards, par la paralysie de ce réservoir membraneux, d'où l'urine s'écoule comme par régorgement, après s'y être accumulée. On conçoit que dans ce dernier cas, l'usage des purgatifs restera sans succès ; mais dans l'autre, il y a espoir de guérison, la contractilité ou la sensibilité de la vessie étant excitée par la présence, dans les fluides, de principes irritants ou acrimonieux.

Néphrite ou néphrésie.

Ces mots expriment une phlegmasie de reins ; on les donne communément aux douleurs ressenties dans la région rénale ou lombaire. Quand elles cessent momentanément et reviennent accompagnées d'urines sédimenteuses, mêlées de petits graviers, on attribue ces souffrances à la présence de petits calculs engagés dans les uretères, c'est-à-dire à une cause purement mécanique. Ces douleurs peuvent être aussi déterminées par une altération de la substance du rein. Dans ces deux cas, il y a fièvre et constipation plus ou moins opiniâtre. L'indication est donc ici de purger. On devra, en même temps user d'abondantes boissons aqueuses (thé, capillaire ou mélilot) pour laver en quelque sorte la *globuline* du sang

ët la priver plus promptement de la partie séreuse, viciée, qui lui sert de véhicule. Il arrive quelquefois, dans
cette affection, que l'urine cesse complètement de couler; c'est quand les deux reins sont atteints à la fois ;
dans le cas contraire, les urines ne coulent que goutte à
goutte et sont quelquefois même rouges et sanguinolentes.

Diabète ou diabétès.

On donne ce nom à une maladie dans laquelle les urines sont rendues en plus grande abondance que les boissons que l'on prend, et contractent quelquefois une
saveur sucrée. Cette maladie est le résultat de la dépravation du travail de l'appareil urinaire. Elle a son siége dans
les reins et son origine dans le sang. C'est une altération
de ce fluide qui est la cause prédisposante du diabète,
maladie presque toujours mortelle. L'indication est donc
de *purger*, pour modifier profondément la nature du sang
et des fluïdes qui y prennent leur source.

Hémorrhagies.

On désigne sous ce nom tout écoulement de sang, eausé
soit par la *rupture* de vaisseaux sanguins,
soit par voie de suintement ou d'exhalation.

§ I. Les hémorrhagies provenant de la première de ces
causes peuvent être occasionnées par un coup ou une blessure (elles portent alors le nom d'hémorrhagies *trauma-
tiques*), — ou ·tenir à une lésion de tissu des vaisseaux
qui en a préparé la rupture.

A. Dans le *premier cas*, la purgation est indiquée, car,
en épaississant le sang (par la soustraction de sa partie
fluide ou séreuse), on facilite la cicatrisation qui s'opère
d'autant plus promptement que le sang jouit de propriétés
plastiques. Il est aussi souvent très avantageux d'employer
concurremment les substances résineuses et absorbantes,
et surtout lés *styptiques* (eau de Rabel, alun, etc.); enfin, les ageps caustiques, le feu, la compression, la ligature, etc,

B. Dans le *second cas*, l'altération des humeurs, agissant comme cause corrosive du tissu des vaisseaux, appelle la médication purgative qui, en purifiant le sang, par
l'élimination de sa partie âcre, le transforme en un sang
doux, abondant en globuline.

§ II. Les hémorrhagies par voie de suintement ou d'exhalation, ont été classées en deux catégories : les hémorrhagies *actives*, c'est-à-dire dépendant d'une exaltation

de l'action organique ; et les hémorrhagies *passives*, c'est-
à-dire dépendant d'une débilité générale.

A. Les hémorrhagies *actives* surviennent particulièrement chez les individus jeunes et pléthoriques. La bonne
chère, l'usage du vin, des boissons alcooliques, un exer-
cice-modéré et une vie trop sédentaire doivent être mis
au nombre des causes prédisposantes. Elles sont ordinairement précédées de chatouillement, de pesanteur, de
battemens, dans la partie où afflue le sang et, de refroidissement aux extrêmités. Il y a pléthore (plénitude), surabondance des fluides. L'expulsion, à l'aide de purgatifs,
de l'excédant de la partie aqueuse ou séreuse du sang,
qui en facilite la circulation en déterminant par suite,
dans ce liquide, une plus grande *fluidité*, est incontestablement le meilleur mode de traitement à adopter. La
saignée peut aussi être utile, parcequ'en diminuant la
masse sanguine, elle abaisse presqu'immédiatement la densité du sang ; mais il faut alors l'employer seule et non
concurremment avec les évacuants.

B. Les hémorrhagies *passives* se montrent chez les individus d'une constitution faible ou affaiblie par de longues
maladies, par un régime débilitant, des veilles trop prolongées, etc. La trop grande *fluidité* du sang, par suite
de l'appauvrissement de ce liquide (comme dans le scorbut) ou de la rareté de la *globuline*, est la cause la plus
directe du mal. Il convient donc de la diminuer, à l'aide de purgatifs ; mais alors il est nécessaire de remplacer
la partie éliminée par un sang nouveau, produit d'un
alimentation substantielle.

On peut donc attribuer les hémorrhagies à une des quatre causes suivantes :

La rupture des vaisseaux produite par une blessure, etc.

Leur érosion par l'âcreté ou la causticité des humeurs.

Le suintement ou exhalation par plénitude humorale.

Le suintement par l'extrême fluidité du sang (soit par
la prédominence des humeurs ou de lá partie séreuse de
ce liquide).

Nous traiterons successivement, commé se rattachant
aux généralités que nous venons d'exposer :

Du saignement de nez ou épistaxis.

De l'hémoptysie ou crachement de sang.

De l'hématémèse ou gastrorrhagie.

De l'hématurie ou pissement de sang.

Des hémorroïdes ou flux hémorrhoïdal.

Des métrorrhagies ou pertes utérines.

De la Menstruation, puberté difficile, temps critique.

De l'Aménorrhée ou suppression des règles.

Des règles difficiles.

De la purgation pendant les règles.

Des pâles couleurs.

De la leucorrhée ou fleurs blanches.

De la Grossesse; — accouchement, lochies, allaitement.

De l'OEdème des femmes en couches.

Saignement de nez ou épistaxis.

La jeunesse, le tempérament sanguin, l'exercice violent, l'exposition au soleil sont autant de causes qui peuvent déterminer le saignement du nez. S'il n'est pas trop abondant, il ne peut produire de résultats fâcheux ; on peut en quelque sorte l'abondonner à la nature ; mais, au contraire, si l'hémorrhagie est trop considérable et menace de ne pas s'arrêter, il faut y pourvoir, en faisant tremper dans l'eau froide les mains du malade, en lui faisant observer le repos et, s'il est nécessaire, en recourant au tamponnement, à l'aide d'étoupes légèrement imprégnées d'eau de Rabel (acide sulfurique alcoolisé).

La cause prédisposante au saignement de nez est l'état de plénitude humorale ; on peut aussi considérer comme provoquant l'*épistaxis* une trop grande fluidité du sang. La purgation est donc, ainsi que nous l'avons indiqué plus haut, la médication la plus propre à combattre cette prédisposition.

Hémoptysie, crachement de sang.

On désigne sous ce nom une hémorrhagie de la membrane muqueuse pulmonaire, caractérisée par l'expectoration d'un sang vermeil et écumeux. Elle peut tenir à des cas de maladie bien différens, tels que la pneumonie, la phtysie pulmonaire, une blessure du poumon, etc. ; mais ici nous n'avons en vue que le crachement de sang, sans altération organique appréciable, renvoyant pour les premiers aux articles pneumonie, etc. dont il n'est alors qu'un des symptômes.

Les hémoptysies s'observent généralement chez les sujets de 15 à 30 ans, vivement impressionnables, habitués aux exercices violens, à l'usage des boissons spiritueuses ; elles surviennent particulièrement pendant les grandes chaleurs. La première indication à suivre est d'observer le repos. La seconde, si le crachement de sang continue *et qu'il soit bien reconnu qu'il n'est dû à aucune altération organique*, est d'administrer un vomitif, puis un purgatif. L'expérience, dit Signoret, a démontré que cette médication était la plus efficace qu'on put employer; il ajoute même : « quelle que soit la cause de l'hémoptysie. »

L'hémoptysie sans altération organique apparente paraît tenir à une trop grande fluidité du sang. Chez ceux qui y sont sujets, l'usage des purgatifs espacés, concurremment avec une alimentation substantielle, paraît être le meilleur traitement.

Hématémèse ou Gastrorrhagie (Vomissement de sang).

Cette affection peut-être confondue, au premier abord, avec l'*hémoptysie* (crachement de sang). Mais elle est précédée de nausées, et non de chatouillement au pharinx, de toux et d'une sensation de bouillonnement, comme cela s'observe dans l'hémoptysie. De plus, le sang qui provient de l'estomac est noir, granuleux et mêlé soit d'alimens soit de bile, tandis que celui qui est exhalé par la bouche est rouge, vermeil, écumeux, et s'échappe par flots. Après les vomissemens de sang, il y a souvent des selles sanguinolentes, ce qui n'a pas lieu dans l'hémoptysie, car, dans le premier cas, le sang provient du tube digestif, et, dans l'autre, des voies aëriennes. Il est donc difficile de se méprendre entre ces deux affections.

Les causes les plus communes du vomissement de sang sont des coups ou des chutes sur l'épigastre, l'introduction dans l'estomac de substances vénéneuses, un refroidissement subit causé par l'immersion des extrêmités dans l'eau froide, une émotion vive, etc. — Mais quelques auteurs admettent aussi qu'il peut tenir à une altération organique, à une dégénérescence squirreuse, par exemple.

Dans le premier de ces deux cas, il n'y a aucun inconvénient à se purger; dans le second, ou devra y aller avec prudence, dans la crainte d'avoir affaire à un *cancer de l'estomac.* Dans ce dernier cas, on administrerait, autant que possible, le purgatif en lavement, et l'on se soumettrait à un régime adouccissant.

Hématurie ou pissement de sang.

Cette maladie peut avoir des causes bien différentes. Quoiqu'il en soit, on recourra aux évacuants, car il a été observé que lorsqu'elle tient à des lésions produites par un gravier ou par un petit calcul, la purgation fait disparaître tous les symptômes morbides. Mais lorsque ceux-ci sont dûs à une altération du rein, de la vessie, etc. on ne doit point concevoir cet espoir. Si, dès les premières doses purgatives, on n'obtenait aucun résultat satisfaisant, on ferait bien de s'en tenir aux soins du régime et de modifier fréquemment son alimentation.

Hémorrhoïdes (flux hémorrhoïdal).

Les hémorrhoïdes ou tumeurs hémorrhoïdaires ont leur siége à l'orifice de l'intestin *rectum* ou à la marge de l'anus et ont pour caractère de fournir du sang par intervalles. Nous n'en rechercherons pas la cause première; nous nous bornerons à dire qu'elles affectent les deux sexes, mais qu'elles sont plus communes chez l'homme que chez la femme; qu'elles sont rares avant l'âge de 40 ans et fréquentes de 25 à 50. Cette affection s'observe plus souvent dans les villes que dans les campagnes. Les personnes qui y sont le plus sujettes sont celles qui ont des occupations sédentaires. Les hémorrhoïdes sont presque toujours accompagnées de constipation; on remarque, au contraire, qu'elles diminuent, lorsque l'on rétablit la liberté des selles.

Cette seule observation suffit pour faire comprendre l'utilité qu'on peut retirer de l'emploi des purgatifs contre cette affection. Quelle ait, en effet sa cause première dans une trop prompte régénération du sang, dans sa trop grande fluidité, ou dans une humeur qui s'y est développée, on retirera *presque toujours* un effet salutaire de l'administration des évacuants. On cite des cas de guérison d'une promptitude étonnante; mais quelquefois aussi le mal resiste avec beaucoup d'opiniâtreté.

Métrorrhagies ou pertes utérines.

On comprend sous cette dénomination les pertes qui ont lieu pendant la grossesse, pendant et après l'accouchement, ainsi que celles qui sont critiques et surviennent après certaines fièvres ou sans cause apparente. Dans tous ces cas, il a été remarqué que l'usage des évacuants et surtout des *purgatifs* produisait un effet avantageux, soit en opérant sur le tube intestinal une révulsion, en diminuant la masse des fluides, soit en soustrayant du sang la partie humorale ou viciée qui s'y accumule pendant la grossesse, etc. Cette médication n'exclut pas, du reste, l'emploi du tamponnement, etc. L'usage des astringens et des styptiques, tel que l'*Eau de Rabel* (acide sulfurique alcoolisé) arrête souvent instantanément l'hémorrhagie.

Menstruation, puberté difficile, temps critique.

La menstruation est une évacuation sanguine dont le retour périodique a régulièrement lieu chaque mois, sauf quelques exceptions, chez les femmes qui ne sont ni enceintes ni nourrices, depuis l'âge de puberté, c'est-à-dire depuis 12 à 15 ans, jusqu'à celui de 45 à 55. L'époque de la première menstruation et celle à laquelle cesse cet écoulement varient d'ailleurs selon les climats , les constitutions, le genre de vie, etc.

La première apparition des menstrues est, en général, précédée de l'écoulement d'une matière fluide et blanchâtre, d'agitation, de douleurs vagues, de pesanteurs dans les lombes et dans les cuisses, d'engourdissement des membres, de gonflement et de dureté des seins, de tuméfaction des parties sexuelles, de vertiges, de pesanteur de tête, de chaleur à l'épigastre, de pandiculations, etc. C'est qu'il vient de se développer dans le sang un principe âcre, abondant en soufre, que l'organisme qui en est affecté, cherche par tous les moyens à expulser.

Chaque retour mensuel est ensuite annoncé, chez la plupart des femmes, par un malaise général et souvent par une excrétion plus abondante des mucosités qui lubréfient les organes génitaux, par un cercle livide autour des yeux, une très grande susceptibilité morale, etc. Dans nos climats, les femmes ont ordinairement leurs règles pendant trois à six jours, et la quantité de sang quelles perdent peut être évaluée de 125 à 250 gramm. Celles qui ont beaucoup d'embonpoint, qui mènent une vie active, ont en général, des menstrues peu abondantes ; elles *voient* peu, selon l'expression vulgaire. Cela tient à ce que, par les fonctions de la respiration, elles perdent ou dissipent une grande partie du principe âcre précité.

Mais l'établissement de la menstruation ne se fait pas toujours facilement, et il arrive quelquefois que la jeune fille dépasse l'âge ordinaire de la puberté sans être réglée. Ce retard peut tenir à deux causes : à un obstacle mécanique ou au mauvais état de la santé générale. Dans les cas d'obstacle mécanique, tel que l'occlusion des organes sexuels ou quelque autre vice de conformation, l'emploi de médicamens serait sans résultat. Mais ces cas sont rares, et les retards dans l'apparition des premières règles sont dûs, le plus souvent, au mauvais état de la santé. On doit alors admettre qu'une perturbation, survenue dans les fonctions de l'organisme, a arrêté la menstruation, au moment où elle allait s'établir, et, dans ce cas, suivre l'indication qui est de *purger*, attendu qu'il s'agit ici, en éliminant momentanément un fluide âcre développé dans le sang, de gagner du temps, afin que lors de la prochaine apparition des menstrues, elles puissent s'établir plus facilement, si la même cause perturbatrice ne s'y oppose plus. L'observation a montré que c'était là le moyen le plus sûr et le plus efficace pour développer la menstruation. En définive, il consisterait à la *retarder*, en modifiant les principes constituans du sang. Au reste, le raisonnement ne fait rien à la chose : les faits sont tout.

Une diminution progressive dans la quantité du sang évacué et l'irrégularité des périodes menstruelles précèdent leur cessation définitive, époque que l'on appelle le *temps critique*, parce quelle est, en effet, pour beaucoup de femmes, l'époque la plus orageuse de la vie.

L'approche du *retour d'âge*, comme on le nomme aussi communément, appelle des précautions qu'il est avantageux de prendre longtemps à l'avance. Ainsi, on se préparera à ce moment, en se purgeant de temps à autre. Après la disparition totale des menstrues, au moindre trouble fonctionnel, on aura recours à la même médication. On évitera par là les suites de cette transition difficile.

Aménorrhée ou suppression des règles.

La menstruation peut être arrêtée, hors l'état de grossesse, par diverses causes accidentelles : une maladie, une vive émotion, un refroidissement subit, par l'immersion de la totalité ou d'une partie du corps dans une liquide froid, etc. Si elle cesse par l'effet d'une maladie, on doit peu s'en préoccuper et traiter la maladie elle-même ; si la suppression a lieu par toute autre cause, on cherchera à modifier la constitution du sang, à l'aide des purgatifs qui en élimineront la partie aqueuse ou séreuse et en changeront en peu de jours la densité.

Si la suppression des menstrues a été produite par un refroidissement, il suffira presque toujours, pour les ramener de tenir la malade chaudement couchée et de lui faire prendre une infusion aromatique sucrée, de thé, de capillaire ou de mélilot.

Règles difficiles.

Il est des femmes chez lesquelles le retour du flux menstruel ne se fait qu'avec une certaine difficulté et qui, à leur approche, sont dans un véritable état de maladie. La cause de cette fâcheuse disposition a son origine dans les fluides. On la combat toujours avec succès par l'emploi des purgatifs. Il suffit pour faciliter l'écoulement des menstrues et le rendre moins douloureux, d'en prendre deux doses, dans la huitaine qui précède l'apparition des règles. L'indication est d'ailleurs ici rationnelle, car ces femmes ont toutes le ventre paresseux et sont généralement constipées.

De la purgation pendant les règles.

À l'approche des menstrues, il est d'usage de suspendre l'emploi de la purgation, pour ne pas entraver cet

5.

écoulement utile à la santé de la femme. Mais si celle-ci était atteinte d'une maladie *grave*, qui mit ses jours en danger ou la menaçât de la perte d'un membre, il ne faudrait pas craindre d'empirer son état, en lui administrant des évacuants. A la première dose de purgatif, le flux menstruel pourrait disparaître, mais il reviendrait à la seconde ou à la troisième, et on continuerait, sans interruption l'emploi des évacuants, si par la purification du sang on avait l'espoir de la guérir.

Pâles couleurs ou chlorose.

On donne le nom de *chlorose* à une maladie qui affecte particulièrement les jeunes filles non réglées et qu'on désigne sous le nom de *pâles couleurs*, parce qu'elle est caractérisée par la pâleur excessive, la teinte jaunâtre ou verdâtre de la peau, la flaccidité des chairs, les nausées, la petitesse et la fréquence du pouls, les palpitations, la gêne de la respiration, les lassitudes spontanées, etc. La bouffissure et l'empâtement des tissus accompagnent souvent les pâles couleurs.

Chez les personnes qui en sont atteintes, les fonctions sont plus ou moins troublées, les digestions sont pénibles, les appetits souvent *dépravés*. Elles éprouvent des tiraillemens d'estomac ; la menstruation est presque toujours dérangée, le sang est très fluide, décoloré, appauvri ; les règles sont souvent remplacées par un écoulement blanc.

Cette affection a pour cause un appauvrissement du sang. Elle est due à ce que ce fluide contient une trop grande quantité de sérum ou, si on le préfère, une trop petite quantité de *globuline*. L'indication est donc de rendre à ce liquide, par la soustraction de la partie fluide, à l'aide de la purgation, la *densité* qui lui manque ; on complète ce résultat, en adoptant une alimentation très substantielle ou animalisée.

Voilà la médication la plus rationnelle, celle dont les effets s'expliquent. Cependant comment cette affection est-elle traitée ? Par des moyens *diamétralement* opposés à ceux qui devraient être employés. On vise seulement à une *apparence* de guérison qui satisfasse la malade. On lui administre des *sels* ou des *oxides de fer*. Ces composés agissent sur le sang, en lui abandonnant une partie de leur oxigène. Celui se porte sur le carbone de la *globuline*, s'en empare et forme avec lui un composé, qui reste en dissolution dans le sang et lui communique, pendant quelque temps, une teinte rouge. Mais comment agit-il ? en *usant* le sang. Malheureusement cet appau-

yrissement ne se borne pas là. La propriété éminemment
astringente des préparations ferruginenses *resserre* la
membrane muqueuse du tube intestinal, la *tanne*, en
quelque sorte, et la nutrition, ne se faisant plus que
d'une manière imparfaite, *le* sang s'*appauvrit* de plus
en plus et fait la malade retomber dans un état pire que
celui où elle se trouvait avant.... Voilà les déplorables
effets de la médecine du *symptôme*.

La *purgation*, au contraire, agit si efficacement et si
instantanément, qu'il suffit souvent d'une dose pour
faire, dans l'espace de 24 heures, changer la couleur du
visage de tous ceux qui en usent. On conçoit que, pour
guérir les pâles couleurs, on fera bien d'en continuer l'u-
sage pendant quelque temps, en prenant au moins deux
doses par semaine.

Leucorrhée ou Fleurs blanches.

On nomme ainsi l'écoulement muqueux, de couleur
blanchâtre, jaunâtre ou verdâtre, qui a lieu par les parties génitales de la femme, qui affecte plus particulièrement celles d'une constitution faible ou lymphatique,
adonnées aux travaux sédentaires des villes et chez lesquelles la déperdition pulmonaire est peu active. Celles
qui mènent une vie licencieuse y sont plus généralement
exposées que les autres. La puberté est l'époque à laquelle
se déclarent le plus souvent ces écoulémens qui se pro-
longent jusqu'à l'époque où la femme cesse d'être réglée
et même quelquefois au-delà. Souvent aussi cette sécrétion s'arrête subitement.

Les personnes qui en sont atteintes éprouvent une douleur obtuse dans le vagin, dans l'hypogastre et dans les
cuisses; de la langueur, de la pâleur, des tiraillemens
d'estomac et un dérangement des fonctions digestives.
Quand l'écoulement est abondant, il épuise lentement la
santé de la femme. Il est le plus souvent sans odeur et
sans âcreté; quelquefois aussi son odeur est forte et sa
causticité telle qu'il irrite et corrode, en quelque sorte, les
surfaces qui le sécrètent.

Cet état, on le voit, ne tient qu'à l'altération des fluides de l'organisme; aussi l'indication de *purger* est-elle
précise. Elle est motivée sur la prédominence de l'humeur
aqueuse ou séreuse du sang et sur son état vicié. Diminuer
sa trop grande fluidité, en lui soustrayant sa partie séreuse à l'aide de purgatifs, et en augmenter la partie cruo-
rique, par une alimentation substantielle, est le but qu'on
doit se proposer. On rencontre cependant des écoulemens

leucorrhéiques qui, bien que d'une grande bénignité, sont d'une ténacité désespérante. On devra toutefois ne rien changer au traitement qui consistera dans l'usage d'une dose purgative, tous les deux ou trois jours.

Cette affection est habituellement traitée à l'aide des *ferrugineux*, à l'intérieur, et des *astringens* en lotions et injections : c'est-à-dire que, d'un côté, on *appauvrit* le sang, on le rend plus fluide, en entravant la nutrition qui lui fournit la globuline, et que, de l'autre, en cherchant à supprimer une sécrétion établie, on *tanne* en quelque sorte, la muqueuse vaginale et l'on s'expose à de fréquentes métastases. On doit seulement, à l'aide d'eau tiède, employée en lotions et en injections, entretenir les parties dans un grand état de propreté : par l'usage des *purgatifs* l'écoulement se tarit de lui-même.

Grossesse, Accouchement, Lochies, Allaitement.

On croit généralement que les femmes enceintes doivent s'abstenir avec soin de la purgation ; on ne craint pas cependant de leur faire des *saignées*. Eh bien ! il y a moins de danger à employer le premier moyen que le second, pour diminuer la masse des fluides de l'organisme ; et, une remarque qui a été faite, c'est que des femmes qui n'avaient jamais pu arriver à terme ou mettre au monde un enfant vivant, ont atteint, sans accident, par l'usage des purgatifs, le terme de leur grossesse et sont accouchées heureusement. Il est même important, pour la santé de la mère et celle de l'enfant, qu'elle ait toujours le ventre libre. Quelques purgations, espacées de 15 en 15 jours ou de mois en mois, suffisent ordinairement pour purifier la masse des fluides et en soustraire l'excédant de la partie séreuse.

On peut même, sans inconvénient, administrer, dès le commencement de la grossesse, quelques vomitifs, alternant avec le purgatif. On arrive ainsi souvent à supprimer des *vomissemens* très pénibles. Quand la grossesse est avancée, pour moins fatiguer la femme, on doit s'en tenir à l'emploi des purgatifs.

Lors de l'accouchement, au lieu de se borner à l'emploi de lavemens *laxatifs*, qui n'opèrent que très imparfaitement l'évacuation des intestins, on doit administrer une dose purgative. On débarrasse ainsi, en quelques heures, d'une manière complète et sans danger, le tube intestinal.

Après l'accouchement, si la femme est sans fièvre et que les *lochies* coulent bien, il n'est besoin d'aucune mé-

dication, d'aucun traitement; mais s'il y a des souffrances, de la fièvre, si les lochies ne coulent pas, on doit
sans hésitation, recourir à l'emploi du purgatif. On prévient ainsi souvent les accidens assez communs et quelquefois très graves, connus sous le nom de *suites de
couches*.

Lorsque la femme qui vient d'accoucher ne veut pas
nourrir, ou ne veut pas continuer à le faire, même après
l'avoir fait quelques mois, elle peut, si elle le désire,
supprimer la sécrétion du lait, en quelques jours : il suffit
pour cela de prendre deux ou trois doses purgatives,
dans le courant de la semaine.

Si, au contraire, elle veut nourrir son enfant et améliorer
son lait, (s'il n'est pas de bonne qualité), elle pourra
prendre deux ou trois doses purgatives (faibles), espacées
de huit jours en huit jours. Il lui suffira, pour empêcher
le lait de se tarir, de présenter une ou deux fois le sein à
l'enfant, pendant l'action purgative: et, par un merveilleux effet de cette bienfaisante médication, l'enfant, si sa
santé est mauvaise, pourra, en prenant le sein un plus
grand nombre de fois, pendant la durée de l'action de
cet évacuant, éprouver lui-même l'effet purgatif.....

Œdème blanc douloureux des femmes en couches.

Il survient quelquefois, peu de temps après les couches, un gonflement aigu et douloureux des membres
abdominaux, accompagné et souvent même précédé de
la suppression des lochies, de celle de la sécrétion du
lait et de troubles généraux plus ou moins intenses. Cette
tuméfaction débute ordinairement par le haut de la cuisse,
gagne successivement le genou et les parties inférieures,
qui acquièrent quelquefois le double de leur volume. L'articulation du genou peut devenir même tellement gonflée
et tendue que la moindre flexion est impossible. Le toucher accroît la douleur des parties engorgées qui ne conservent pas l'impression du doigt et dont la température
est plus élevée que celle de l'autre membre; ce qui ne
s'observe pas dans l'anasarque et les autres espèces d'hydropisies. Cette infiltration des tissus qui présente quelquefois la forme *putride* ou *typhoïde*, passe souvent d'un
membre dans l'autre; quelquefois aussi, la tuméfaction
des deux membres est simultanée.

Il y a évidemment, dans cette affection, dérivation des
sécrétions des seins et de l'utérus, par suite d'obstacles à
la circulation veineuse et lymphathique. L'hémostase qui
en résulte amène une altération des fluides, quelquefois
tellement intense, que la mort en peut être la suite. On

doit tout faire pour prévenir cette dérivation, dès qu'on s'en aperçoit. L'emploi des évacuants et particulièrement des purgatifs, est le seul moyen de l'obtenir. Ces médicamens, en changeant le cours des fluides, en modifient d'une manière favorable la densité. On doit débuter par le vomitif, et administrer ensuite le purgatif à doses rapprochées.

Squirre ou cancer.

Le cancer est une maladie chronique qui désorganise tous les tissus où elle se développe, qui se les assimile, qui s'étend progressivement et qui (lorsqu'ils ont été enlevés) se reproduit, dans la plupart des cas, en vertu de la cause inconnue qui a présidé à sa génération primitive. Tous les tissus, excepté l'épiderme, les poils et peut-être les cartilages articulaires, peuvent être le siège de cette dégénérescence; mais les mamelles, l'utérus, les testicules sont les organes où on l'observe le plus souvent; puis viennent la peau, surtout celle des lèvres et de la face en général, les organes internes (le foie, l'estomac, le rectum). A la peau, le cancer débute par un tubercule ou verrue; dans les membranes muqueuses, il se développe sous forme de polypes charnus ou fibreux; celui des os constitue l'*ostéosarcôme* ou *ostéostéatôme*.

Dans l'ignorance où l'on est de la cause du cancer, la plupart des auteurs admettent une *diathèse* ou prédisposition *cancéreuse*, c'est-à-dire l'existence d'un *vice* général de l'économie, qui vient se manifester et prendre corps dans telle ou telle partie. On ne peut déterminer précisément quel rôle jouent les *humeurs* dans cette affection, mais il est certain qu'il y a altération des fluides de l'organisme. L'usage des évacuants est donc indiqué, surtout au début de la maladie. Quand on les emploie, en effet, assez à temps, on fait presque toujours avorter le mal; et l'on peut concevoir l'espoir, si celui-ci s'est déjà déclaré, de l'empêcher de faire des progrès, ce qui est beaucoup, ne pouvant espérer de guérison complète. Cependant on a des exemples de cancers guéris par l'usage prolongé des évacuants.

Une des idées les plus fausses sur la nature de l'affection cancéreuse, est quelle est due à une cause purement *locale*: rien de plus absurde. Le vice, le principe, le levain cancéreux existe dans la masse entière des fluides. S'il n'en était pas ainsi, après l'ablation des organes affectés du cancer, la tumeur se reproduirait-elle? Reconnaissons donc que, si la maladie ne se manifeste que sur un seul point, si elle affecte de préférence certains organes, c'est que la nature des sécrétions qui leur sont propres est plus favorable au travail morbide qui constitue la tumeur cancéreuse.

Les productions morbides connues sous les noms de *squirre*, *sarcôme*, *carcinôme*, *fongus hématodes*, *tumeurs encéphaloïdes*, qui se forment et se développent spontanément, passent presque nécessairement à la désorganisation ulcéreuse. Elles deviennent ainsi le siége d'un double travail morbide particulier : l'un producteur, générateur ; l'autre destructeur, désorganisateur. La surface de l'ulcère cancéreux est d'un mauvais aspect et se couvre d'un pus icoreux, sanieux, plus ou moins fétide, mêlé de lambeaux de chair ou de produits morbides qui qui tombent plus ou moins vite en détritus.

On désigne plus particulièrement sous le nom de *squirre* la tumeur dure, rénitente, bien circonscrite, à surface ordinairement bosselée. Les autres variétés sont beaucoup moins communes.

Toutes les parties du corps peuvent devenir le siége de tumeurs cancéreuses. Celles-ci affectent cependant certains organes de préférence : chez la femme, le sein et la matrice ; chez l'homme, le testicule et le rectum.

Les tumeurs cancéreuses se développent plus ou moins vite. Il en est dont le développement reste stationnaire pendant plusieurs années et s'arrête même tout-à-fait ; d'autrefois, après s'être arrêté quelque temps, le travail morbide recommence et marche avec une rapidité effrayante.

Squirre ou cancer du sein. — Il commence par une petite tumeur d'abord imperceptible et insensible, qui se développe plus ou moins vite, et devient bientôt le siége de douleurs vives, lancinantes, qui passent comme des étincelles. La maladie semble quelquefois s'arrêter, et la tumeur reste stationnaire pendant longtemps. On a vu, en effet, des petits noyaux glanduleux du volume d'un pois ou d'une noisette, rester toute la vie dans cet état ; mais, presque toujours, ces tumeurs se raniment tout-à-coup et prennent, en peu de temps, un développement considérable. Des coups, la compression du sein paraissent être des causes déterminantes de cette maladie; l'usage des *spiritueux* contribue à leur développement. Ainsi doit-on soigneusement s'en abstenir.

Un changement dans le régime alimentaire et l'usage des purgatifs d'abord rapproché (un tous les deux ou trois jours), puis pris tous les 8 jours, amèneront une notable diminution de la tumeur cancéreuse. S'il en était autrement, s'il fallait recourir à l'opération, on n'en continuerait pas moins l'usage de cet évacuant, après l'opération. Il importe de purifier la masse du sang du principe âcre qui paraît être l'humeur régénératrice de la maladie.

Cancer de la matrice. — Cette affection qui est pour la plupart des femmes un sujet d'inquiétude et d'effroi, est beaucoup moins commune qu'on ne le pense et ne les atteint guères d'ailleurs avant l'âge de 50 ans. Nous ne nous occuperons pas des moyens employés généralement pour la combattre (la cautérisation et l'amputation ou résection du col de la matrice). On en connait les désastreux effets.

Ce n'est pas *localement* que le mal doit être traité; il tient à une cause générale qui a son siége dans les fluides de l'organisme. Il faut donc *purifier* ceux-ci à l'aide d'évacuants et particulièrement de *purgatifs*, les continuer longtemps et avec persévérance. Si l'on ne peut détruire le mal, on arrivera du moins à en arrêter les progrès. Un changement dans l'alimentation et de fréquentes injections d'eau tiède, très faiblement *alcalisée*, des bains de siége procureront un mieux sensible. Mais, ainsi que nous venons de le dire, on devra toujours se tenir le ventre libre, à l'aide de purgatifs.

Rachitisme.

Maladie caractérisée par le ramollissement et la déformation des os, la courbure des os longs, le gonflement de leurs extrêmités (ce qui fait dire que les enfants qui en sont atteints ont les membres *noués*), la déviation du rachis, la tuméfaction de l'abdomen, le volume plus ou moins considérable de la tête, le développement précoce des facultés intellectuelles.

Le rachitisme se développe particulièrement pendant les premières années de la vie, chez les enfans faibles, issus de parents cachectiques, scrofuleux, scorbutiques, etc., élevés dans les lieux humides, privés d'une nourriture ou de vêtemens suffisants et ne prenant point d'exercice. Il se manifeste, le plus souvent, à l'epoque de la première et de la seconde dentition ou lors de la puberté chez la femme. La marche et la terminaison de cette maladie sont très variables. Il y a des enfans qui recouvrent la santé à l'époque de la puberté; d'autres deviennent de plus en plus contrefaits et meurent avec des tubercules dans le poumon, une maladie organique du cœur ou un épanchement de sérosité dans le cerveau, etc.

Le *facies* des rachitiques est caractéristique. Ce que cette maladie offre de remarquable, c'est que l'appétit se conserve et est quelquefois très grand, comme chez certains phthysiques. Mais les alimens sont généralement mal digérés, le malade étant sujet à un diarrhée continuelle. De la fièvre, une soif ardente, des sueurs abondantes accompagnent ces symptômes, et les enfans succombent ordinairement dans un grand état de maigreur.

La composition des os chez les rachitiques, avons nous dit, est notablement altérée; ils éprouvent un ramollissement sensible, deviennent d'une plus grande flexibilité; le canal médullaire des os longs est rétréci, quelquefois presqu'effacé; la moelle même est altérée et souvent remplacée par un liquide rougeâtre et huileux. Toutes ces modifications tiennent évidemment à un vice de la masse des fluides, qui dénature les produits des sécrétions. Changer, modifier cette disposition des fluides est donc l'indication à remplir. On n'y parvient que par l'emploi des *évacuants*, et il est important de débuter dans cette médication, avant que le mal ait fait trop de ravages; encore faut-il, pour réussir, du temps et de la persévérance. Il est avantageux, dans le début du traitement, d'alterner l'usage du vomitif avec celui du purgatif. Que l'on ne craigne pas d'administrer aux enfans, même dans l'âge le plus tendre, ces deux sortes d'évacuants: ils ne peuvent leur faire aucun mal. On peut sans inconvénient, leur faire prendre des purgatifs un mois même après leur naissance.

Scrofules (Ecrouelles, Humeurs froides).

Les scrofules consistent en une dégénérescence des ganglions lymphatiques superficiels et particulièrement de ceux du cou, avec *altération des fluides qui les pénètrent*.

La constitution du scrofuleux est lymphatique; sa face est comme bouffie et infiltrée; sa lèvre supérieure est épaisse; ses yeux sont rouges et larmoyants. La maladie se manifeste par des tumeurs irrégulières, dures, indolentes, mobiles, qui occupent les glandes ou ganglions lymphatiques du cou, de l'aisselle, etc. sans altération de couleur à la peau. Ces tumeurs s'accroissent peu-à-peu, se ramollissent et présentent de la fluctuation. La peau qui les recouvre est luisante, d'un rouge bleuâtre et s'*ouvre* sur différens points. Les plaies dégénèrent en *ulcères* qui, après une durée plus ou mois longue, se *cicatrisent*, pour faire place à de nouvelles tumeurs, dans d'autres endroits du corps.

L'affection scrofuleuse revêt souvent la forme de tubercules, dans les divers organes quelle attaque et notamment dans les poumons, où elle donne lieu à la phthisie, et dans les glandes mésentériques qui deviennent alors le siége du carreau. On observe souvent, en même temps que cette dégénérescence des ganglions lymphatiques, des indurations de la peau (scrofule cutanée, d'Alibert), sur les membres, sur le tronc, et surtout aux ailes du nez sous forme de saillies, de bourrelets. Ces indurations sont indolentes et d'un rouge violet. Quelquefois, elles s'enflamment et il s'y forme des foyers d'un liquide séropurulent, qui s'ouvrent par petits trous ou donnent lieu à des ulcérations grisâtres, irrégulières, bientôt recouvertes de croûtes brunes sous lesquelles séjourne le pus.

On reconnaît généralement aujourd'hui que l'état scrofuleux tient le *plus souvent* à une cause héréditaire, ou à une dégénérescence des fluides, déterminée par un vice vénérien, dartreux, etc. Il paraît aussi se développer sous l'influence d'une mauvaise alimentation.

La transmission de la scrofule des parents à leurs enfans est un fait de notion populaire. L'hérédité des maladies scrofuleuses, (contrairement à l'opinion généralement reçue), ne saute pas une génération, pour se reproduire à la suivante. Elle se reconnaît à deux caractères principaux : la généralité de la maladie dans la famille, — et la très grande mortalité quelle y occasione. Dans celle-ci, on doit faire entrer les enfans qui meurent avant de naître, durant la vie fœtale.

La scrofule, d'après des observations faites avec soin, ne paraît pas *contagieuse* et ne peut-être inoculée d'homme à homme avec du pus de scrofuleux.

Le seul traitement de l'état scrofuleux qui ait eu jusqu'ici quelque succès est celui qui repose sur l'amélioration de l'état des fluides, à l'aide de la purgation. Les sangsues, les saignées employées souvent contre cette affection, ont toujours produit un effet désavantageux; c'est qu'il ne s'agit pas, dans ce cas, de diminuer la masse du sang, mais bien d'en séparer, à l'aide des évacuants, la partie viciée par un germe héréditaire ou acquis. Or, les émissions sanguines appauvrissent le sang, et l'emploi des purgatifs, combiné avec une alimentation substantielle, l'enrichit.

Tumeurs blanches.

On donne généralement ce nom aux gonflemens des grandes articulations, sans changement de couleur à la peau, dépendant de l'altération des parties osseuses ou des parties molles articulaires. Toutes les articulations peuvent devenir le siége de ces tumeurs ; mais celles du genou, du coude, du poignet de la hanche en sont plus souvent affectées que les autres.

Le vice *scrofuleux* paraît être la cause la plus fréquente de ce genre d'affection ; il en est du moins la cause *prédisposante*, et une contusion, une distension violente, etc. suffisent pour déterminer le développement de la maladie. C'est que celle-ci a réellement son origine dans la composition des fluides de l'organisme. Souvent on ne ressent d'abord qu'une douleur très bornée ; d'autres fois, elle occupe le pourtour de l'articulation et est plus ou moins vive, selon que la marche de la maladie est plus ou moins aiguë. Il y a gonflement plus ou moins prononcé, plus ou moins élastique ; les tégumens sont d'un blanc mat et comme vernissés ; l'articulation reste le plus souvent dans un demi-flexion ; le membre s'atrophie, les glandes lymphatiques voisines s'engorgent ; et si la maladie est abandonnée à elle-même, il se forme autour de l'articulation tuméfiée un ou plusieurs *abcès*, d'où résultent des fistules intarrissables et une suppuration plus ou moins abondante. La continuité et l'intensité des douleurs, l'inaction, la suppuration amènent le dépérissement des malades qui finissent par succomber, si l'on ne fait à temps l'amputation du membre affecté.

Ainsi que nous l'avons dit, cette maladie a *presque toujours* sa cause première dans une altération du sang ; mais celle-ci n'est pas nécessaire pour expliquer la formation de la tumeur. On s'en rend facilement compte par une modification vicieuse du travail sécrétoire et la stase prolongée du produit des sécrétions dont la partie séreuse est résorbée plus ou moins complètement. La dégénérescence de ce produit en matière purulente est un phénomène secondaire. C'est à la résorption de celle-ci et à son mélange avec les fluides de l'organisme qu'il faut attribuer la terminaison fatale de la maladie, effet qui se remarque, du reste, dans tous les dépôts considérables dont le pus rentre dans la circulation.

Tous les moyens employés de nos jours, dans le traitement des tumeurs blanches, sont contre-indiqués, au point de vue de la doctrine humorale, et décèlent le fatal entrainement de gens qui suivent d'une manière aveugle les doctrines erronnées qu'on leur a *inoculées* : les topiques émollients, astringens, narcotiques, les bains, les douches, les frictions aromatiques, toniques, ammoniacales, mercurielles, etc. sont autant de moyens qui ne sont propres qu'*à exciter, favoriser le développement de la tumeur,* en *activant* la sécrétion ou en *provo-*

quant la stase des fluides épanchés, et, conséquemment,
en *préparant* leur décomposition. C'est ainsi que, de
toute nécessité, on amène le malade à l'amputation du
membre, pour lui éviter une mort certaine.

Il n'est qu'une seule et unique médication qui puisse
conjurer le mal; de nombreux faits l'ont confirmé et le
raisonnement l'explique : c'est le traitement interne par
la *purgation*. Elle le prévient, quand il n'existe pas encore, et elle le guérit presque toujours, quand l'épanchement n'a pas acquis un volume démesuré; et encore
peut-on espérer, par l'usage prolongé de cet évacuant, sinon
une résorption complète de la matière épanchée, du moins
l'enraiement des progrès du mal. On doit, en tout cas,
agir le plus promptement possible.

Ankylose.

Perte plus ou moins complète du mouvement dans
une articulation; maladie ainsi appelée parcequ'ordinairement le membre qui en est atteint reste *fléchi*.

L'ankylose est *vraie* ou *fausse*. Elle est *vraie*, lorsqu'il
y a *soudure* des extrémités articulaires entr'elles; — elle
est *fausse*, lorsqu'elle résulte d'une adhérence des feuillets de la membrane synoviale ou d'une simple sécheresse
de cette membrane, ou de la rigidité des faisceaux ligamenteux et des muscles qui avoisinent cette articulation.
L'ankylose *vraie* ou *fausse* suppose toujours que le membre est resté longtemps immobile.

L'ankylose *vraie* est incurable, quoiqu'on préten-
de l'avoir reduite au moyen de la rupture du *cal* qui
soude les deux os. Il n'en est pas de même de la *fausse*
ankylose, due souvent à une *tumeur* qui envahit l'articulation et en arrête les mouvemens. Or, l'usage répété
des évacuants et particulièrement des *purgatifs*, finit
toujours par en opérer la résolution, et cela, souvent en
peu de temps, en provoquant la résorption de l'humeur
épanchée sur ce point. On doit donc, dans l'impossibilité
ou l'on est souvent de reconnaître si l'ankylose est *vraie*
ou *fausse*, se soumettre à l'usage des évacuants. Il en résulte constamment un bien-être notable.

Carie, altération des os.

On distingue habituellement deux sortes de carie : la
carie *sèche* ou *nécrose*, et la carie *humide*. Dans la première, la partie atteinte est morte; dans la seconde, elle
n'est que malade et *suppure* : c'est particulièrement de
celle-ci que nous voulons parler.

Cette affection se lie presque toujours à un vice général, scrofuleux, scorbutique, siphylitique. L'altération des

parties osseuses s'explique alors facilement, soit par la causticité des fluides, soit par la dépravation du travail sécrétoire. Qu'elleque soit, au reste, la cause de la carie, toute médication externe est inutile; l'indication est de *purger*, en modifiant le régime alimentaire par une nourriture substantielle.

Bosses.

On donne ce nom aux difformités de la taille et des membres qui surviennent spontanément après la naissance et sont le résultat d'une altération du système osseux. On appelle encore *bosses* de petites tumeurs qui surviennent à la suite des contusions. Ces sortes de tumeurs sont formées par le sang infiltré ou épanché dans le tissu cellulaire sous-cutané.

Dans le premier de ces cas, les évacuants répétés, modifiant profondément la constitution des fluides, cause première de la déviation des os du tronc et particulièrement de la déformation de la colonne vertébrale, déterminent, en peu de temps, une amélioration sensible dans l'état du malade et réussissent au moins à empêcher le mal de faire des progrès.

Dans le second cas, les évacuants provoquent promptement et complètement la résorption du sang infiltré ou extravasé dans le tissu cellulaire.

Scorbut.

Le scorbut a pour principaux caractères : un état d'engourdissement, de l'aversion pour l'exercice, des *taches* livides sur différentes parties du corps, principalement aux jambes, aux cuisses, aux bras et à la poitrine ; la rougeur, la mollesse, la fongosité et le saignement des *gencives* par la moindre pression ; la *fétidité* de l'haleine et des urines, un état de débilité générale. Les malades éprouvent de l'oppression, les dents déchaussées sortent au moindre choc de leurs alvéoles ; la *carie* s'empare des os de la machoire ; des hémorrhagies passives surviennent, le sang s'écoule des ulcères, du nez, de l'anus ; la bouche en rend par flots, venant de l'estomac. Le pouls devient petit, fréquent, l'enflure des jambes fait des progrès ; la respiration est de plus en plus gênée, et la mort survient, en laissant au malade toute sa connaissance.

Cette maladie attaque plus particulièrement les marins, pendant les voyages de long cours, et, en général, les individus réunis en grand nombre dans les lieux étroits. Ses causes les plus actives sont le froid humide, les alimens et les boissons altérés ou de mauvaise nature, les chagrins, les grandes fatigues, etc. C'est du concours simultané de plusieurs de ces causes que parait résulter le scorbut.

Il est facile de reconnaître, à ce que nous venons de dire, que l'essence de cette maladie est une *dégénérescence* des fluides de l'organisme, un appauvrissement du sang. La lividité des taches, la fétidité de l'haleine et celle des urines, les ulcérations des os maxillaires, la fluidité du sang suffiraient pour convaincre les *anti-humoristes* (s'ils pouvaient être convaincus). Ce qu'on doit avoir pour objet dans le traitement de cette maladie, c'est donc la *régénération* du sang. Mais on n'y peut parvenir sans danger que d'une manière lente et graduelle. On doit pour cela, au fur et à mesure qu'on en élimine la partie fluide, à l'aide des évacuants, pris d'abord très espacés et à petites doses, observer un régime *substantiel*, composé en grande partie de bouillons peu salés. A l'aide de cette alimentation réparatrice, combinée avec l'emploi des purgatifs, on arrivera, en peu de jours, à une amélioration sensible. On devra d'ailleurs soustraire le malade aux conditions défavorables dans lesquelles il se trouve. On débutera, dans la médication évacuante, par l'emploi du vomitif.

Une alimentation trop *uniforme*, l'usage prolongé d'alimens *salés* et *échauffants* paraissent être les principales causes du scorbut. Il est certain que, dans cette affection, il y a *dégénérescence*, *appauvrissement* du sang : la fétidité de l'haleine, des sueurs et des urines, l'ulcération des os en constatent la décomposition ; le ramollissement des chairs, les hémorrhagies passives en décèlent la *fluidité*, c'est-à-dire l'absence de la partie solide ou globuleuse. Le traitement consistera donc à lui *restituer* celle-ci, en éliminant la partie *séreuse*, évidemment altérée, en un mot à faire un *sang nouveau*.

Nous dirons peu de chose du traitement en usage : il consiste en l'administration d'excitants, connus sous le nom d'*anti-scorbutiques*, de toniques, d'amers, d'acides, d'astringens : on administre la gentiane et le quinquina, pour arrêter les sécrétions intestinales et empêcher la nutrition ; on combat le gonflement et la mollesse des gencives par les collutoires aiguisés avec l'*eau de Rabel*; on fait sur les taches scorbutiques des fomentations alcooliques, camphrées, etc. On voit que l'objet de toute cette médication est de *renfermer* dans l'organisme les fluides altérés, en combattant isolément chaque symptôme, c'est-à-dire de suivre une voie diamétralement opposée à celle qu'indique le plus simple bon sens.

Crampes.

Contractions volontaires spasmodiques et douloureuses de certains muscles, particulièrement de ceux de la partie postérieure de la jambe. Celles-ci surviennent presque toujours la nuit et cessent presque instantanément, dès qu'on appuie fortement le pied sur le sol, la jambe étant étendue sur la cuisse, de manière à empêcher les contractions du muscle convulsé. La *crampe* résulte souvent d'une fausse position ou de la compression directe d'un muscle ou d'un nerf, mais souvent aussi elle tient à une surexcitation du cerveau et des nerfs.

La *crampe d'estomac* est une douleur vive qui a son siége dans les parois de ce viscère et qui paraît due à la contraction spasmodique de sa tunique musculaire.

On doit admettre que toutes les crampes ont leur origine dans une altération des fluides, dans le développement d'une humeur *âcre* qui irrite le système nerveux, lequel, réagissant à son tour sur la fibre musculaire, détermine ces phénomènes morbides. La médication évacuante est donc nécessaire dans leur traitement.

Courbature.

Etat de souffrance et de brisement général plus ou moins grand, que les mouvemens semblent accroître. Un excès de fatigue, suite d'une longue marche ou d'un travail forcé inaccoutumé, ou l'exercice à cheval, pour ceux qui y vont rarement, sont les causes les plus communes de cette incommodité que le repos suffit, le plus souvent, pour dissiper en quelques jours.

Il est probable que la lassitude des muscles n'est pas la seule cause de la courbature; que celle-ci est due, en grande partie, à ce que des humeurs qui semblent s'être localisées dans les articulations décèlent leur présence en se mettant *en mouvement*, pour quitter les endroits où elles se sont fixées. Ce qui nous porte à adopter cette opinion, c'est que si, les jours suivants, on continuait l'exercice inaccoutumé qui y aurait donné lieu, fatiguât-on davantage, on n'éprouverait plus la même incommodité. Ceci tiendrait alors à ce que les humeurs auraient été résorbés et seraient rentrées dans le torrent de la circulation.

Lumbago.

Cette affection paraît être de nature rhumatismale. Elle consiste en des douleurs plus ou moins vives sans gonflement, sans rougeur et sans chaleur, que l'on éprouve

presque toujours subitement dans la région lombaire
Elles sont quelquefois si vives qu'elles déterminent la fièvre. Elles ont généralement pour cause des sueurs rentrées
par suite d'un refroidissement subit. Elles sont ordinairement accompagnées de constipation ; ce qui donne à
penser que la suppression des sécrétions de la muqueuse
intestinale a opéré une métastase de l'humeur séreuse
vers les lombes.

Un fait qui corrobore l'opinion que cette affection tient
à la présence d'une sérosité irritante, épanchée ou
infiltrée dans les tissus, c'est que si, à l'aide d'une
médication sudorifique, on parvient à déterminer
une abondante transpiration, la maladie cesse aussitôt.
Si l'on ne peut provoquer ces sueurs, il est nécessaire de
recourir à l'emploi des purgatifs. Nous conseillons même
d'en prendre deux ou trois doses, quelque soit d'ailleurs
le résultat obtenu de la médication sudorifique. Le *vomitif*, pris au début, ne pourrait qu'ajouter au résultat avantageux qu'on en obtiendra.

Embonpoint, Obésité, Pléthore.

L'*embonpoint* est un état du corps de l'homme ou des
animaux dans lequel la quantité de graisse est proportion-
née au volume et à la stature.

L'*obésité* est un embonpoint excessif, occasioné par
de la graisse accumulée dans le tissu cellaire.

L'état de *pléthore* ou *réplétion* exprime une surabondance du sang dans le système sanguin ou dans une partie de ce système : de là, la division de pléthore en *générale* et *locale*.

La pléthore *générale* est caractérisée par la rougeur de
la peau, le gonflement des vaisseaux sanguins les plus superficiels, la dureté du pouls ; une augmentation incommode de la chaleur animale, la tendance aux hémorrhagies, des douleurs vagues, etc. La somnolence, les vertiges, la rougeur des yeux et de la face, la pulsation très
forte des artères carotides, le gonflement outre mesure
des veines du cou font craindre une congestion sanguine
au cerveau.

L'état de pléthore a son origine dans une alimentation
trop substantielle, trop abondante, ou du moins dans une
nutrition trop active, et surtout dans le défaut d'exercice, en un mot dans le *manque d'équilibre* entre l'absorption et la déperdition.

Cet état est donc, dans la doctrine de l'humorisme,
un de ceux ou le mal ne réside pas dans l'*altération* des

— 113 —

fluides, mais seulement, dans leur *surabondance*. Que l'on ne croie pas, du reste, que, dans la pléthore, le sang soit toujours dans un état très satisfaisant ; l'hématose devient de plus en plus difficile par l'accumulation du carbone dans ce fluide, et l'on est incessamment menacé d'une congestion locale.

La *diète* seule opérerait la réduction de l'état pléthorique. Il suffit, en effet, de la seule respiration (en s'abstenant d'alimens), pour enlever au sang son carbone et amener ce liquide à un état de *fluidité* très grande. — L'exercice et surtout le travail du corps, dans lequel tous les muscles sont mis en mouvement, sont beaucoup préférables au premier moyen. Il en est un troisième qui peut-être utilement employé, si surtout on veut obtenir immédiatement un grand résultat : c'est la *purgation*. Mais reconnaissons ici que cette médication évacuante ne porte principalement son effet que sur la partie *séreuse* ou fluide du sang, qu'elle lui enlève en partie, sans toucher à la *globuline* ou substance solide. Dans les deux premiers moyens, on obtient la cessation de l'état pléthorique par l'*appauvrissement* du sang ; dans le troisième, en lui conservant sa richesse, par la seule soustraction de sa partie aqueuse.

Apoplexie.

Cette maladie affecte plus particulièrement les personnes déjà avancées en âge et qui sont grosses et replètes.

La perte subite, instantanée, plus ou moins complète et persistante du sentiment et du mouvement, dans la moitié du corps ou dans une partie de cette moitié, voilà les grands caractères de l'apoplexie. A ces deux symptômes principaux on peut ajouter la stupeur de la face, le bruit et la difficulté de la respiration, la mucosité écumeuse, quelquefois sanguinolente, qui s'écoule de la bouche, le tiraillement au dehors d'un des côtés de la figure.

Peu de maladies sont aujourd'hui mieux connues que l'apoplexie, quant à son siége et aux lésions pathologiques qu'elle présente. Les autopsies ont fait connaître que le cerveau en est le siége et que cette maladie consiste en un *épanchement* de sang dans une partie de l'encéphale, *par suite de la rupture de quelque vaisseau*. La paralysie affecte le côté du corps *opposé* à celui dans lequel existe l'épanchement cérébral.

Les causes *prédisposantes* de l'apoplexie paraissent être un cou gros et court, un tempérament sanguin, et peut-être une disposition organique qui favorise le cours

du sang vers le cerveau. Les causes *déterminantes* sont,
outre l'âge avancé et la vie sédentaire, une nourriture
trop succulente, l'exposition trop prolongée à un soleil
ardent, l'excès dans les plaisirs de l'amour, la suppression des règles, des hémorrhoïdes, l'usage immodéré
des bains chauds, un emportement de colère, l'habitude
des boissons spiritueuses, et tout ce qui peut exciter la
circulation. Les personnes qui sont prédisposées à l'apoplexie doivent donc éviter les fortes émotions et s'abstenir généralement de tout excès. Il y va d'ailleurs le plus
souvent de leur vie. En effet, la maladie tue quelquefois
subitement, d'autrefois en peu de jours, et elle laisse rarement les facultés intactes. Les personnes sujettes au *coup
de sang* qui est, en quelque sorte, le commencement de
l'apoplexie, ne peuvent donc y faire trop d'attention. La
maladie est d'autant plus redoutable qu'on en a eu déjà
plusieurs attaques, celles-ci allant toujours en augmentant de gravité.

L'apoplexie, avons-nous dit, consiste dans un épanchement de sang. L'indication à remplir est donc d'en
opérer la *résorption*, en prévenant un nouvel épanchement. On n'y parvient que par l'emploi des évacuants et
particulièrement des *purgatifs*. Sous l'influence de cette
médication, le sang épanché dans le cerveau se résorbe de
la même manière que le sang extravasé disparaît à la suite
d'une violence, d'une contusion. Mais il faut recourir de
suite à ces puissants dérivatifs.

L'emploi des purgatifs est d'autant mieux indiqué, dans
cette affection que le malade est habituellement constipé.
— On a fait jusqu'ici un usage abusif de la *saignée* dans
le traitement de l'apoplexie: ce moyen, le plus grand des
débilitants, ne peut qu'être nuisible, surtout lorsqu'il est
répété outre mesure, comme on le fait le plus souvent.
On peut en user dans une attaque *foudroyante*, quand
il n'y a pas de temps à perdre. Mais, toutes les fois qu'on
pourra *purger*, ce moyen devra être préféré.

La saigné diminue la masse du sang : la purgation en
accroit la *densité*. Ce fluide qui tend à se mettre en équilibre dans tout l'organisme acquiert, sous l'influence de
cette médication, une bien plus grande faculté attractive
ou *résorbante* : de là, la facilité, la promptitude avec
lesquelles il attire vers lui tous les fluides d'une densité
inférieure et particulièrement les fluides séreux. C'est
simplement, comme on le voit, une question d'endosmose.

On conçoit qu'après avoir, à l'aide de la purgation,
réitérée plusieurs fois la semaine, dissipé les symptômes
les plus imminents, on devra continuer à se purger au

moins 3 ou 4 fois par an ; soigner son régime et éviter les écarts de table. La bonne chère est ce que doivent le plus craindre les personnes prédisposées à l'apoplexie.

Coup de sang. — On ne saît pas encore positivement qu'elle en est la cause. On a remarqué que les personnes prédisposées à l'apoplexie y sont sujettes. On est porté à penser que le coup de sang tient à une stase du sang dans les vaisseaux cérébraux, qu'il y a *engorgement*, distention de ceux-ci, en un mot *congestion*, mais non épanchement, comme dans l'apoplexie. Ainsi que dans le traitement de celle-ci, on devra recourir à la médication *évacuante.*

Céphalalgie, migraine.

Peu de personnes ignorent ce que c'est que la migraine, mais elles n'en connaissent guère ni le siége ni la cause. Les douleurs névralgiques ont le plus fréquemment leur siége dans l'estomac ou les intestins, et leur cause la plus ordinaire est une digestion incomplète : ce qui tend à le confirmer c'est que la migraine est souvent accompagnée de vomissemens. L'indication est donc ici de *purger*, en débutant, s'il est possible par le *vomitif*. Cette affection doit être considérée comme le symptôme d'une souffrance de l'estomac, d'un embarras gastrique ou du tube intestinal.

Dentition.

On considère généralement comme une époque de crises dangereuses pour les enfans celle où les dents doivent faire éruption, percer les gencives. Il n'en est rien cependant ; la dentition est une fonction toute naturelle, et, si elle n'est pas entravée par les imprudences des parents, elle n'a généralement aucun résultat fâcheux. La principale imprudence qui puisse être commise à cette époque est celle qui aurait pour effet d'entraver, d'arrêter, la *diarrhée* dont les enfans sont atteints, pendant le travail dentaire. Tant que cet écoulement, d'odeur nauséabonde et d'une âcreté prononcée, n'éprouve pas d'entraves, la santé générale de l'enfant se maintient et l'on n'a aucune inquiétude à concevoir.

Nous avons dit que cette humeur, provenant de la formation même de la dent ou de l'élimination des principes qui ne lui sont pas utiles, était sécrétée avec abondance dans le tube intestinal, pour être expulsée avec la matière des selles. Cette humeur est souvent tellement âcre quelle détermine quelquefois l'inflammation des intestins et ses suites. Il est donc important de la prévenir. On y parvient facilement en faisant prendre à l'enfant (si on ne le nourrit pas) une grande quantité de lait doux. L'âcreté, la causticité de l'humeur se porte sur le caséum du lait et le coagule. Celui-ci est alors expulsé avec les selles, emportant avec lui ce principe caustique, neutralisé au fur et à mesure de sa sécrétion, et n'ayant plus de propriétés nuisibles.

Il est donc important d'entretenir le ventre libre, chez les enfans qui font des dents, où l'on a à craindre les plus fâcheuses métastases. C'est ainsi que, si cette diarrhée dont nous avons parlé est subitement supprimée, il y a presque toujours révulsion sur les voies aëriennes. Il convient donc, dans ce cas, de lui faire reprendre son cours primitif, à l'aide d'une purgation.

L'administration du *lait doux* a encore pour résultat d'empêcher les *convulsions* causées par l'âcreté de cette humeur qui provoque aussi souvent des *vomissemens*, qu'on ne sait généralement à quoi attribuer. On doit, dans ce cas, débuter par un *vomitif* et administrer ensuite quelques légers purgatifs, surtout s'il y a *constipation*.

Crises.

Les crises sont le résultat d'un effort par lequel la nature cherche à se débarrasser du principe qui menace la vie, effort qui se résume par les sueurs, les déjections alvines, les vomissements, etc.

Les crises ne surviennent jamais qu'après un trouble plus ou moins prolongé de quelques fonctions, et c'est pour se débarrasser de la *cause* de trouble, que la nature fait *effort* et opère la crise. Pour prévenir les accidens critiques qui peuvent avoir des suites fâcheuses, parceque la nature n'est pas toujours assez puissante pour soutenir l'ébranlement qui en résulte, il faut avoir l'attention d'employer les moyens qui peuvent expulser le vice, la cause perturbatrice contre laquelle la nature se révolte; il faut en un mot recourir aux *évacuants*.

(*Signorel*).

Transpiration, sueurs.

La peau, avons-nous dit ailleurs, est un vaste *réseau*, une sorte de *filtre*, destiné à laisser *suinter* les parties *aqueuses* du sang, avec les différens sels et principes organiques quelles tiennent en solution et qui sont rejetés comme *détritus* de l'organisme. De ces principes, les uns, comme la partie aqueuse, sont volatilisés; les autres, fixes de leur nature, se déposent à la surface de la peau, sous forme de sédiment salin, souvent visqueux au toucher, effet dû à une petite quantité d'humeur visqueuse, sécrétée avec la sueur. On voit même quelquefois, durant de forts exercices, comme ceux auxquels se livrent les batteurs, pendant les chaleurs du mois d'août, la peau laisser suinter une assez grande quantité d'humeur *sébacée* qui tache le linge, comme le ferait de l'huile.

Dans l'état de santé, la *transpiration cutanée* a lieu d'une manière *insensible*. Elle consiste en une exhalaison aqueuse, salée, *acide*, plus ou moins odorante, composée de beaucoup d'eau, d'un peu d'acide acétique, de diverses substances *salines* et d'une très petite quantité de matière animale, particulière à chaque sujet. La quantité de ce fluide qui peut être exhalée dans les 24 heures est considérable : elle peut varier entre 1 kilogr. et 2 kilogr. et demi, selon l'âge, le sexe, le tempérament, la saison, le climat, le mouvement imprimé au corps, etc.

Quelquefois, cette transpiration devient très abondante et se traduit sous forme de *sueurs* qui constituent, pour celui qui y est sujet, une véritable incommodité. C'est ce qui se remarque surtout chez les personnes dont la poitrine est étroite et chez lesquelles la transpiration *pulmonaire* est peu abondante. Souvent ces sueurs fixent plus particulièrement leur siége sur certaines parties du corps, tantôt aux pieds, tantôt à la tête. En général, elles sont plus abondantes dans le voisinage des articulations, aux aisselles, entre les cuisses, etc.

Quand ces *sueurs* sont supprimées par un froid subit ou toute autre cause, il en peut résulter de très graves accidens. Ce qu'on a alors de mieux à faire est d'en provoquer le retour par tous les moyens possibles. On y parvient ordinairement en gardant le lit et en prenant abondamment d'une boisson *aromatique* chaude, telle que celle obtenue par l'*infusion* de thé, de capillaire ou de mélilot. Quelques personnes rétablissent les sueurs supprimées par un moyen un pleu plus actif, mais non moins efficace. Elles font infuser un peu de canelle, dans environ un verre de vin, quelles ajoutent à autant d'eau sucrée. Peu de temps après avoir pris cette boisson aromatique et légèrement diffusible, la transpiration se rétablit. Dans le traitement de certaines affections des voies aëriennes, telles que la *grippe*, cette médication réussit de la manière la plus satisfaisante.

Les *sueurs* constituent souvent un des symptômes de graves affections organiques. Les phthisiques, dans les derniers temps de leur existence, sont sujets à des sueurs dont nous avons donné la cause dans l'article *phthisie*. (voir ce mot).

Puisque le transpiration *cutanée* est une fonction aussi indispensable que la transpiration pulmonaire, et que des sueurs *supprimées*, *rentrées*, peuvent occasioner de fâcheux accidents, on doit en conclure que le produit de la sueur est un principe nuisible à l'organisme. En effet, celui-ci ne s'en débarrasse même souvent que par une sorte de crise. Si, surtout, en *rétablissant* ces sueurs, on réussit, ainsi que cela a toujours lieu, à faire cesser le mal, ne doit-on pas en conclure que cette humeur (que nous désignons sous le nom d'humeur *séreuse* ou *aqueuse*) en était la seule et unique cause ?......

Ce fait prouverait seul la réalité de l'*humorisme*, cette doctrine qui doit, un jour, faire crouler tous les systèmes et s'asseoir sur des bases désormais inébranlables. En effet, rien de plus frappant que ceci : tant que la sueur trouve son issue naturelle, aucun trouble ne se manifeste dans l'organisme ; dès qu'elle est *supprimée*, par une cause quelconque, un état morbide se déclare ; enfin, à peine est-elle rétablie, que le malade revient à la santé...

Ajoutons, pour démontrer la supériorité de cette doctrine, trop longtemps méconnue et même calomniée (par des gens qui, à la vérité, n'en avaient aucune notion) que nous pouvons, indifféremment, éliminer la *matière des sueurs*, soit par la peau, soit par les intestins, à l'aide de *sudorifiques* ou de *purgatifs*, et que le praticien *humoriste joue* sans danger avec ces *métastases*.....

Qu'on mette en parallelle avec ces ressources celles de la médication dite anti-phlogistique !.....

Entorses, Foulures.

Les *entorses* ou *foulures* qui surviennent très-fréquemment produisent, dans le voisinage de l'articulation, une espèce de meurtrissure. Lorsque les os ne sont point dérangés, le mal doit être traité comme une contusion ; s'il y a luxation, il faut recourir à la main du chirurgien. On doit porter la partie bandée, jusqu'à ce qu'elle soit assez forte pour exécuter des mouvemens, sans la plus légère douleur, et éviter de la livrer à aucun mouvement, tant qu'il y reste le plus léger symptôme d'irritation.

On accélère considérablement la guérison des *entorses* ou *foulures* par l'emploi des évacuants et particulièrement des *purgatifs*, parce qu'il y a toujours une plus ou moins grande quantité de liquide épanché ou infiltré, et que ces médicamens en opèrent avec rapidité la résorption.

Blessures, coups, chutes, contusions.

Dans l'état de santé, lorsque le sang possède toutes ses propriétés plastiques, la guérison des blessures, de toutes les lésions de causes externes, s'opère généralement par les seules ressources de la nature. On peut, à la vérité, en favoriser le travail, par une grande propreté, en écartant tout ce qui peut le gêner, l'entraver.

Mais, si les fonctions générales étaient troublées, si les accidens qu'on a éprouvés, au lieu de s'améliorer, paraissaient s'aggraver, on recourrait aux évacuants qui, dans
aucun cas, du reste, ne pourraient être nuisibles ; loin de
là, ils pourraient puissamment activer la guérison : 1° en
soustrayant au sang sa partie séreuse et, conséquemment,
en augmentant la plasticité de ce fluide ; 2° en éliminant
de celui-ci un principe âcre qui s'y rencontre souvent et
qui s'oppose à la fermeture des plaies. Dans le cas de
contusions, la résorption du sang extravasé s'opère aussi,
à l'aide des *purgatifs*, avec plus de rapidité.

Tumeurs, Abcès, Dépôts.

La *tumeur* est une *grosseur* développée dans une certaine partie du corps. L'*abcès* et le *dépôt* sont des collections de pus, dans des cavités accidentelles, formées
aux dépens du tissu de nos organes. On donne le nom
d'abcès *par congestion* à des abcès éminemment *froids*,
qui sont le résultat d'une *nécrose* ou d'une *carie* et se
forment, dans un point plus ou moins éloigné du siége
de la maladie dont ils dépendent. Ces abcès sont ainsi
nommés, pour les distinguer de ceux qui sont la suite
d'une tumeur ramollie et passée à l'état de suppuration,
tels que les engorgements glanduleux du cou.

Les abcès *par congestion* reconnaissent pour cause première un vice humoral, et cette assertion est d'autant plus
fondée qu'ils s'observent, en général, chez les sujets scrofuleux. Ils peuvent avoir pour cause déterminante un
coup, une chute, etc, etc. Mais s'il n'existait pas primitivement dans le sang un principe morbide, ces accidens
n'auraient pas de suites si fâcheuses.

Quoiqu'il en soit, dès qu'on s'aperçoit, par les douleurs qu'on ressent à l'endroit où va se former le dépôt
par congestion, de la prochaine formation de l'abcès, on
doit recourir à la *purgation* répétée. C'est le seul moyen
d'en prévenir la formation, ou de tarir la source du pus,
s'il était déjà formé.

Plaies.

La plaie est une solution de continuité des parties molles, avec ou sans perte de substance, déterminée par
une cause *externe*. Il est de son essence de tendre toujours vers la *cicatrisation*, et celle-ci est d'autant plus
prompte, toutes choses égales d'ailleurs, qu'on la panse
moins souvent, que le sujet qui en est atteint est d'un
sang pur et épais, et qu'il s'abstient de l'usage de boissons
spiritueuses. Il est nécessaire de la maintenir dans un

grand état de propreté. Lorsqu'elle est d'un petit diamètre, elle se forme généralement sans les secours de l'art; mais si elle est considérable, il y a lieu de penser qu'il surviendra de l'inflammation. On peut alors la panser avec de la charpie enduite d'onguent d'arcœus (ou d'un mélange d'arcœus et de suppuratif), afin de la bien *déterger*, et, pendant ce temps, on administrera, tous les jours ou tous les deux jours, un *purgatif*. La plaie, ainsi purifiée extérieurement et intérieurement de tout liquide purulent qui puisse s'opposer à sa fermeture, se cicatrise en très peu de temps.

Plaies ulcéreuses, Ulcères.

La *plaie* simple tend toujours à sa guérison, parce que la cause qui l'a produite a été instantanée; — l'*ulcère* tend, au contraire, à s'agrandir, parceque sa cause est persistante, qu'elle tient à la composition des fluides de l'organisme, et, particulièrement au vice scrofuleux, dartreux ou syphylitique. Aussi s'en écoule-t-il constamment un liquide purulent. L'ulcère se distingue encore des plaies par sa dureté, la sécheresse de ses bords et la nature de l'humeur qui en découle, laquelle, au lieu d'être un véritable pus, constitue un liquide moins épais, plus séreux, moins blanc et qui souvent exhale une mauvaise odeur. On ne le guérit radicalement qu'en détruisant la cause qui l'entretient; il y a une grande imprudence à chercher à le fermer à l'aide de remèdes externes, et c'est presque toujours un malheur que de réussir, si surtout il existe depuis longtemps, car l'*humeur* qu'il sécrète, ne trouvant plus son issue naturelle, peut se porter sur un autre point et déterminer de fâcheux accidens.

L'emploi des *évacuants*, combinés à une alimentation substantielle, peut seul, sans danger, obvier à ces inconvénients. Ils éliminent la partie viciée du sang et communiquent à celui-ci une densité et une plasticité qui opèrent presque toujours la cicatrisation de l'ulcère: il est indispensable d'obtenir ce double effet, et l'on n'y parvient que par les deux moyens indiqués. Mais il faut souvent une grande persévérance, surtout quand le mal a son siége dans les membres inférieurs; encore convient-il, longtemps après la fermeture de l'ulcère, de prendre de temps à autre, un *purgatif*, afin d'évacuer la petite quantité d'humeur qui, à la longue, pourrait s'être reformée.

Fissures, Gerçures, Crevasses.

Certaines personnes, les femmes particulièrement, éprouvent à l'anus de vives souffrances qui leur font redouter d'aller à la garde-robe. Ces souffrances, que l'on peut comparer à une sensation de brûlure, sont dues à de très légères fentes ou *fissures* de la muqueuse du rectum, qui tiennent celui-ci dans un état permanent de constriction. Si le sang des personnes affectées de ces *gerçures* était pur, dépourvu de toute âcreté, elles n'en éprouveraient aucun malaise. Aussi est-il convenable de les faire se purger souvent, d'abord parce qu'en éliminant du sang sa partie fluide, elles accroissent sa densité et sa plasticité, et facilitent la cicatrisation des fissures; ensuite, parce qu'en purifiant ce fluide de sa partie âcre, elles diminuent d'autant leurs douleurs.

Les femmes ont souvent le sein atteint de *gerçures* qui les gênent beaucoup, surtout quand l'enfant prend le sein. Quelques-unes ont recours à l'application de corps gras, onctueux, tels que la crême, le beurre de cacao; d'autres à l'emploi d'une substance plus tonique, du gros vin mêlé de sucre. La purgation active beaucoup la cicatrisation de ces *gerçures*.

Il en est de même de la guérison des crevasses qui surviennent aux mains et aux pieds des enfans, à la suite d'engelures. Celles-ci sont dues à la stase du sang dans ces parties. La décomposition qui en est la suite serait toujours évitée, si l'on avait soin d'employer à temps les *évacuants*. Ceux-ci, en effet, opèrent en peu de temps la résorption de ce liquide, d'après des principes que nous avons exposés ailleurs.

Varices.

La *varice* est une tumeur occasionée par le gonflement ou la dilatation permanente d'une veine, produite par l'accumulation du sang dans sa cavité. La varice offre l'apparence d'une nodosité molle, inégale, indolente, livide, noirâtre, sans pulsation, cédant facilement à l'impression du doigt, reparaissant dès qu'on cesse la compression. Ces dilatations sont quelquefois nombreuses sur le trajet d'un même vaisseau et lui donnent l'aspect d'un chapelet.

Les varices ne se voient pas chez les enfans et s'observent rarement chez l'adulte. Les femmes y sont plus sujettes que les hommes. Elles se montrent plus particulièrement chez les personnes qui, par état, se tiennent longtemps debout ou sont exposées au froid et à l'humidité. Elles paraissent tenir à un obstacle à la circulation, à ce que le cœur a perdu de sa puissance refoulante, à ce que le sang obéit déjà à la loi de *gravitation*. Aussi est-ce dans les membres inférieurs que s'observent ces dilatations.

Quelquefois les varices s'enflamment, s'ulcèrent, se rompent et donnent lieu à une hémorrhagie. Le plus souvent elles sont incurables, et le seul moyen à leur opposer est une *compression graduée* et uniforme, à l'aide de bandes roulées ou de bas *lacés*. On a obtenu d'avantageux résultats de l'emploi de la purgation dans cette affection. Cela s'explique facilement par la seule diminution de la masse des fluides. La médication évacuante a aussi pour avantage de prévenir l'inflammation, l'ulcération, la rupture des vaisseaux variqueux, en éliminant du sang sa partie âcre et corrosive.

Polypes.

On désigne communément sous ce nom des excroissances parasites, charnues, fongueuses, fibreuses, carcinomateuses, etc., qui peuvent se développer sur toutes les membranes muqueuses, mais qu'on observe plus fréquemment dans les fosses nasales, la matrice et le vagin. Contrairement aux opinions anciennes, il a été reconnu que les polypes n'ont qu'une seule racine et que les prolongemens qui entourent leur pédicule ou leur base ne sont que de fausses membranes, des vaisseaux nourriciers de la tumeur, ou d'autres polypes moins volumineux.

On obtient la guérison des polypes par l'arrachement, l'excision, la ligature ou la cautérisation. Malheureusement, il arrive souvent que ces excroissances reviennent. Comme elles tiennent à un état humoral et qu'elles ne sont en quelque sorte que le développement de mauvais germes, on retire un résultat avantageux de l'emploi des purgatifs *avant* et *après* l'opération. Avant, ils empêchent le polype de prendre du développement; après, ils s'opposent à son retour.

Gangrène.

La *gangrène* consiste dans l'extinction de toute action organique, dans une partie molle quelconque, avec réaction de vitalité dans les parties contiguës : c'est une mort locale. Quand la partie gangrenée est gorgée de liquides qui, dans ce cas, entrent en putréfaction, la gangrène est dite *humide* (pour la distinguer de la gangrène *sèche*, dans laquelle la partie gangrenée se dessèche), comme on le voit dans la gangrène *sénile*. Quand elle atteint à la fois toute l'épaisseur d'un membre ou d'un organe composé de plusieurs tissus, on la désigne sous le nom de *sphacèle.* La gangrène des os porte le nom de *nécrose.*

La gangrène peut être la suite d'une violente inflammation, d'une contusion, de la brûlure, de la congélation, de la ligature d'un gros tronc artériel, ou d'une cause *interne* tenant essentiellement à la composition des fluides de l'organisme.

La gangrène *extérieure* se distingue par une odeur *particulière*, caractéristique, qui la fait reconnaître par tous ceux qui l'ont déjà sentie. Elle survient souvent à la suite d'une inflammation aiguë. L'excitation vitale de la partie voisine détermine alors une suppuration plus ou moins abondante, qui détruit le tissu cellulaire et les vaisseaux au moyen desquels ces parties communiquent : la partie malade se décompose et se convertit en une escharre d'odeur fétide, qui finit par tomber en laissant à découvert une plaie simple. Si cette séparation entre la partie mortifiée et la partie saine n'a pas lieu, la gangrène gagne de proche en proche les tissus voisins, et le malade succombe. — La gangrène *intérieure* est beaucoup plus difficile à reconnaître.

Bien que les *solides* semblent seuls atteints dans la gangrène, c'est à la composition des *fluides* qu'il faut attribuer la cause première du mal. Tantôt, en effet, comme dans la gangrène *sénile*, il y a dégénérescence des tissus, par suite de l'appauvrissement du sang qui a perdu une partie de ses propriétés plastiques; tantôt il y a seulement dégénérescence locale des fluides, et, par suite, décomposition des tissus. Modifier la constitution du sang est donc l'indication à remplir. On y parvient à l'aide des évacuants combinés à une alimentation substantielle. Mais on doit souvent y recourir avec la plus grande promptitude, car le traitement interne peut seul notablement modifier l'état du malade. On se purgera donc à doses aussi rapprochées que cet état pourra le permettre, et, pour concourir autant que possible à la purification des fluides, tandis que la plus grande partie de l'humeur viciée sera résorbée par l'effet des évacuants, on expulsera extérieurement l'autre, en faisant des pansemens avec de la charpie enduite d'*onguent d'arcœus*, dont les propriétés détersives sont connues.

Quand la gangrène tient à une cause générale *interne*, il est inutile et même dangereux de recourir à l'amputation, comme on le faisait autrefois : l'expérience a démontré que par ce moyen on n'arrêtait pas le mal.

Empoisonnement.

Le traitement de l'empoisonnement rentre entièrement dans la méthode *évacuante*. En effet, ou il s'agit d'expulser le poison introduit dans le tube digestif, — ou (dans l'impossibilité de le faire) de le *neutraliser* sur place, pour en arrêter l'action. On emploiera donc tantôt les *évacuants*, tantôt les *contre-poisons*.

Si le *poison* a été avalé *depuis peu*, s'il se trouve encore dans le tube digestif et s'il n'y a pas déterminé d'action *irritante*, on emploiera les *évacuants* :

Le *vomitif*, si l'on suppose qu'il est encore dans l'estomac ;

Le *purgatif*, si l'on croit qu'il a passé dans les intestins.

Les *vomitifs* à employer sont l'émétique, le vin émétique, l'ipéca cuanha, si le poison n'est pas *irritant* ; — s'il est irritant, âcre ou corrosif, on administrera avec abondance des boissons aqueuses et émollientes, telles que la décoction de guimauve, l'eau de gomme, le lait, liquides qui procureront les vomissements en distendant l'estomac.

Les *purgatifs* auxquels ont peut recourir, sont : l'huile de ricin, la manne, le sel d'Epsom, le sulfate de magnésie, la teinture purgative.

Si l'on a à combattre des poisons corrosifs, irritants, tels que les acides concentrés, les alcalis, les préparations mercurielles, arsenicales, cuivreuses, antimoniales, etc., dont l'effet, en raison de leur énergie, serait déjà en partie produit sur le tube digestif ou y aurait pu causer de trop grands ravages, on évitera d'employer les *évacuants :* on cherchera à *neutraliser*, à l'aide d'*antidotes* ou de contre-poisons, ce qui restera encore de substance toxique *libre*.

Les *antidotes* se combinent *chimiquement* avec le poison et le décomposent ou l'enveloppent, de telle manière qu'il ne puisse agir, en en arrêtant la solubilité, par exemple. Les plus habituellement employés sont : l'albumine ou blanc d'œuf, battu avec de l'eau, le lait, l'eau sucrée, la magnésie délayée dans l'eau, l'eau de savon, l'infusion légère de noix de Galles, l'huile douce ; — *comme on doit perdre le moins de temps possible*, en général, on emploiera les substances qu'on aura le plus à sa portée, la cendre même, s'il le fallait, pour *neutraliser* un acide concentré quelconque. — Voici les premières indications à remplir dans les empoisonnemens les plus fréquens :

A. Poisons irritants.

Contre lés *acides* concentrés (sulfurique, nitrique, hydrochlorique), — on emploiera la magnésie, l'eau de chaux, l'eau de savon.

Contre les *alcalis* (ammoniaque, potasse, soude), — on emploiera le verjus, le vinaigre, le suc de citron.

Contre le *sublimé-corrosif* et autres sels de mercure, — on emploiera l'eau albumineuse, le gluten, le lait.

Contre l'*arsenic* et les préparations arsenicales, — on emploiera l'eau magnésienne, l'eau de chaux, l'hydrate de péroxide de fer gélatineux.

Contre le *cuivre* et ses préparations, — on emploiera l'eau albumineuse.

Contre l'*antimoine* et ses préparations, — on emploiera l'infusion de noix galles, de tan, la décoction de quinquina.

Contre l'*étain*, le *bismuth*, l'*or*, le *zinc* et leurs préparations, — on emploiera le lait.

Contre l'*argent* et ses préparations, — on emploiera le sel marin.

Contre le *nitrate de potasse* (sel de nitre), — on emploiera l'eau sucrée, la décoction de racine de guimauve.

Contre le *foie de soufre* (sulfure de potasse), — on emploiera les boissons mucilagineuses.

Contre la *baryte* et ses sels solubles, — on emploiera le sulfate de soude, le sulfate de magnésie.

Contre le *phosphore*, — on emploiera l'eau en abondance, puis la magnésie.

Contre les *cantharides*, — on emploiera les boissons et lavements mucilagineux.

Contre le *plomb* et ses préparations salines, — on emploiera le sulfate de soude dissous dans l'eau.

Contre les *vapeurs de plomb*, de mercure, d'arsenic, — on emploiera les purgatifs répétés.

B. Poisons narcotiques ou stupéfiants.

Opium, — *jusquiame*, — *belladone*, — *acide prussique*.

Si le poison est encore dans l'estomac, faire vomir.

S'il est passé dans les intestins, purger.

On réveille ensuite la sensibilité à l'aide de boissons acidules.

C. Poisons narcotico-âcres.

Champignons,   *Nóix vomiques*.   *Tabac*,
Ciguë,   *Belladone*,   *Éther*.

Si le poison est encore dans l'estomac, faire vomir.

S'il est passé dans les intestins, purger.

N'administrer ensuite de boissons acidules qu'au cas où le malade n'éprouve pas de douleurs au ventre.

Dans ce dernier cas; administrer des boissons aqueuses et émollientes.

D. Poisons animaux.

Cantharides et leurs préparations.

Faire boire abondamment d'eau tiède ou de décoction de racine de guimauve ou de graine de lin.

Piqûre de la *guêpe*,   Morsure de la
Du *scorpion*.   *Vipère*.

Cautériser les plaies à l'aide de l'ammoniaque liquide.

Exciter ensuite la transpiration à l'aide de sudorifiques.

Morsures d'animaux *enragés* (voir l'art. *Rage*).

Rage (traitement préservatif de cette maladie).

Ce traitement rentre dans le cadre que nous nous sommes tracé, parce qu'il a pour objet la destruction ou décomposition d'un *virus* (produit d'une sécrétion morbide accidentelle) et son élimination ou expulsion par la voie externe et la voie interne, à l'aide d'évacuants et de *détersifs*. Il consiste dans la cautérisation des plaies. et leur *supuration* prolongée pendant au moins *cinquante* jours.

Nous croyons devoir faire précéder ce traitement de considérations générales sur la rage.

La rage ou *hydrophobie* (horreur de l'eau) naît *spontanément* chez les animaux ou elle leur est *communiquée* par d'autres animaux. (*)

(*) Voici un exemple de rage transmise d'animaux à l'homme :

En 1787, à la petite ferme des **Rusiaux**, près du pont de Noyal, commune de Maroué, un *chien* inconnu mordit un *âne*. Quelque temps après, l'âne devint hydrophobe et si furieux, qu'il mordit un *cochon* de la ferme. On tua cet âne dont on ne pouvait approcher sans courir risque d'être frappé

Ceux qui sont le plus sujets à la rage *spontanée* sont les chiens, les loups, les renards et, en général, les quadrupèdes *carnivores*. Les animaux ruminants ne paraissent pouvoir la contracter que par *inoculation*.

Les étés brûlans, les hivers rigoureux, le passage subit de l'un à l'autre de ces extrêmes dans la température, une *mauvaise nourriture*, *le manque d'eau*, la faim, les grandes fatigues, la présence de vers dans l'estomac, les passions vives, la colère, l'amour, la frayeur, sont considérés comme causes *déterminantes* de cette maladie.

La rage *spontanée* se développe aussitôt que la cause existe; — la rage *communiquée* est ordinairement la suite d'une morsure faite par un animal attaqué lui-même de cette maladie. Cependant la maladie peut se déclarer par la simple action de *lécher* ou par l'application de la salive sur les lèvres, sur des plaies, des ulcères ou des parties revêtues de membranes muqueuses.

La rage se déclare, en général, avant le neuvième jour, chez les bœufs et les chiens, quelquefois plus tard; chez l'homme, l'invasion n'a lieu qu'au bout de 30, 40 ou 50 jours.

On remarque que les plaies faites au visage, à la gorge ou voisines de ces parties, sont plus dangereuses que les autres et que, dans ces cas, la rage se déclare plus tôt (l'absoption du *virus* étant plus rapide).

Les plaies faites *à nu* sont en général plus souvent suivies de rage que celles faites *à travers les vêtements* qui arrêtent souvent le virus à son passage.

L'observation prouve que le virus ou germe de la rage *avorte* souvent dans la plaie où il a été déposé par la dent de l'animal, et que, par là, il devient sans effet chez beaucoup d'individus.

Chez d'autres, le virus inoculé resté inerte pendant plusieurs mois et même plusieurs années, puis se développe subitement par une *peur*, un *chagrin* ou une *contusion* sur la cicatrice de la blessure.

---

ou mordu. Quelque temps après, le cochon devint hydrophobe et mordit au bras Jacquemine **Bonmarchais**, âgée de 14 ans. Le cochon fut renfermé dans sa loge, où il mourut le lendemain dans des transports et des convulsions très fortes, refusant tout aliment solide ou liquide. Quarante et quelques jours après l'accident de Jacquemine Bonmarchais, cette fille est atteinte de la rage et meurt quatre jours après.

On remarque que du 5ᵉ au 9ᵉ jour qui suit la morsure d'un animal enragé, il apparaît sur les côtés du frein de la langue et les parties latérales de la surface inférieure de cet organe, une ou plusieurs *pustules* de la grosseur d'une lentille ou d'un grain de millet. Si ces pustules ne sont pas *cautérisées* dans les 24 heures, le virus est *résorbé* et la rage éclate.

On ne sait pas encore quel est le véritable siège de la rage. La gorge et les voies aériennes paraissent être les régions le plus affectées, parce que c'est là que se fait le travail le plus laborieux.. Cependant l'excitation générale du système nerveux et l'odeur *infecte* qu'exhale le cadavre de l'animal qui y a succombé, portent à penser que cette maladie n'est pas *locale*, mais qu'elle affecte tout l'ensemble de l'organisme et particulièrement les *liquides.*

TRAITEMENT.

Ce traitement repose sur deux principaux moyens qui doivent être mis en usage dans l'ordre suivant :

1° La *cautérisation* des plaies ;

2° Leur *supuration* pendant un temps prolongé, qui ne doit pas être moindre de *quarante-cinq* à *cinquante* jours.

Soins préliminaires. Dès qu'une personne a été mordue par un animal qu'on croit atteint de la rage, on lave les plaies et tous les endroits de la peau qui ont été atteints par sa salive dépravée ou sa *bave*, avec de l'*eau tiède*, à laquelle on ajoute, par litre, 8 à 10 grammes de potasse. A défaut de cet alcali, on emploie l'*eau de savon* tiède. — Ces lotions, en faisant couler le sang, entraînent au dehors la majeure partie du *virus*, déposé dans la plaie, avant qu'il soit absorbé. On ne doit jamais négliger de débuter par ces lotions, fût-ce même le lendemain du jour où les morsures ont été faites, parce que l'absorption du *virus* est généralement lente.

Ce préliminaire rempli, on *dilate* les plaies avec un instrument tranchant et en étoile, si cela est possible ; on coupe les angles et les chairs mâchées par la dent de l'animal : — toutes ces opérations entretiennent l'*écoulement du sang*, point important, puisqu'il a été reconnu que les plaies qui ont beaucoup saigné ont toujours été moins fréquemment suivies de rage.

Cautérisation. On lavera les plaies de nouveau, en les frottant légèrement et les comprimant dans tous les sens, afin de détacher et d'entraîner au dehors quelques nouvelles portions du virus. Lorsqu'elles auront *abondamment saigné*, on les *cautérisera*.

- Pour cela, on se procurera de la *potasse caustique* (pierre à cautère), sur laquelle on versera, goutte à goutte, en remuant, la quantité d'eau *strictement nécessaire* pour la dissoudre. On plongera alors, dans cette solution *concentrée*, un petit pinceau dont on touchera ensuite successivement toutes les plaies, et l'on déposera, au besoin, dans chacune d'elles, une mêche de charpie imprégnée de ce caustique.

Cette cautérisation doit être *complète* et aussi profonde que possible. Il n'y a d'ailleurs, le plus souvent, que peu d'inconvénient à cautériser *profondément*, et il y en a beaucoup à ne le faire que d'une manière *superficielle*.

La cautérisation étant terminée, on oindra les bords de la plaie avec 4 grammes *d'onguent mercuriel double* ; on pansera avec un mélange de *supuratif* et d'onguent *styrax*, ou seulement avec du *baume d'arcœus*.

Enfin, on appliquera sur le tout un *vésicatoire* qui excédera de quelques lignes les bords de la plaie. Si celle-ci est profonde et que le voisinage de quelque gros vaisseau ait empêché de cautériser profondément, on y place un pois, comme dans un cautère, afin d'y entretenir une supuration plus longue et plus abondante.

Si les plaies étaient considérables et que l'emploi du caustique fût suivi de chaleur, de tension inflammatoire, etc., on combattrait ces symptômes locaux par des cataplasmes émollients, des bains, des lavemens de même nature. Il importe surtout d'éviter l'irritation des plaies, qui suffirait pour déterminer le développement de la rage.

Il est prudent, pendant ces diverses opérations, de retirer à la personne mordue les parties de ses vêtemens qui pourraient avoir été atteintes par la salive de l'animal, et de les faire tremper 48 heures dans l'eau, avant de les laver.

Supuration. Elle a pour objet de purger les plaies des portions de *virus* que l'imperfection de la cautérisation n'aurait pas détruites. Elle est donc *indispensable*, et c'est sur sa durée et sur l'abondance avec laquelle elle se manifeste que repose souvent tout le succès du traitement. Aussi ne peut-on compter sur la guérison d'une personne mordue par un animal enragé qu'après 50 à 55 jours de supuration continue des plaies. C'est là une vérité sur laquelle nous ne pouvons trop insister.

Le lendemain, lors du pansement, on cautérise les parties qui pourraient avoir *échappé*, la veille, à la cautérisation. Le pansement se continue tous les jours suivants, à l'aide du mélange détersif indiqué plus haut (supuratif et styrax).

L'escharre se lève ordinairement du cinquième au septième jour. Si elle paraît trop superficielle et qu'on ait lieu de craindre que tout ce qu'a touché la dent de l'animal n'ait pas été atteint par le caustique, on reviendra une seconde fois à la cautérisation. Mais il faudra bien se garder de l'appliquer *à chaque pansement*. L'irritation continuelle que l'on produirait pourrait, comme nous l'avons dit, faire développer la rage : on en a des exemples.

On baignera le malade tous les jours ou tous les seconds jours, s'il est possible. Au sortir du bain, on appliquera les *frictions mercurielles*, à la dose seulement de 8 grammes (pour un homme), de la même manière que dans la syphilis, de deux jours l'un. Si le mercure paraissait *porter à la bouche*, on en diminuerait la dose et on éloignerait les frictions, car la *salivation est nuisible* dans ce traitement. Si donc elle survenait, on *dériverait* le cours de la sécrétion à l'aide d'un léger purgatif (manne, crème de tartre, etc.) On supprimerait même au besoin les frictions.

Traitement interne. Dans la première huitaine, boisson délayante et rafraîchissante; — mais, après la chute des escharres, époque où l'irritation locale, la tension et la douleur se calment, si elles ont eu lieu, boisson antispasmodique (infusion de tilleul, de camomille, de sureau, à laquelle on ajoute 9 ou 10 gouttes d'*ammoniaque liquide*, par verrée prise le matin et autant le soir).

Régime doux, humectant; abstinence complète de mets salés, épicés et de haut goût, et *surtout* de boissons *spiritueuses* qui ne peuvent qu'exciter le système nerveux, qu'il faut au contraire calmer par tous les moyens. Exercice *modéré* et distraction.

Si, avant le quarantième ou le cinquantième jour, malgré l'emploi des moyens connus pour *prolonger jusqu'à cette époque* la supuration, les plaies *tendaient* à se cicatriser, on les couvrirait successivement de petits *vésicatoires*, pour les maintenir toujours ouvertes.

Le *traitement terminé*, on ne pourra que se bien trouver de prendre deux ou trois doses *purgatives*, à trois ou quatre jours de distance.

On a récemment préconisé contre la rage le traitement par la racine de l'*Euphorbia verrucosa* (Linné), employé en Padolie et en Volhynie ; sa décoction *émétocathartique* (vomi-purgative) explique suffisamment sans doute cette remarquable propriété ; mais n'ayant par devers nous aucun exemple de guérison par ce spécifique, malgré toute la confiance que nous avons dans l'emploi des évacuants, et quoiqu'on n'ait ici qu'à expulser un virus introduit accidentellement dans l'organisme, nous n'osons prendre sur nous d'en conseiller exclusivement l'emploi. Nous pensons d'ailleurs que, dans ce cas, comme le virus est déposé à la périphérie du corps, il y a *plus d'avantage* à l'expulser par le dehors qu'à le résorber pour l'évacuer ensuite par les voies basses, après l'avoir fait se mêler au sang et conséquemment s'être exposé à faire éclater la rage. Aussi ne conseillons-nous l'emploi des évacuants qu'après le traitement externe.

Symptômes de la rage chez les chiens.

Signes précurseurs. — Le chien menacé de la rage est triste, abattu ; il cherche la solitude et l'obscurité ; il ne mange ni ne boit ; il va se heurter contre la muraille ; porte la queue entre les jambes ; il n'*aboie* plus, mais il grogne, même contre son maître, sans mordre (le plus ordinairement) personne. Cet état dure deux ou trois jours. A cette époque, sa morsure n'est pas tout-à-fait sans danger ; mais ce danger est bien plus grand dans la période suivante :

Rage confirmée. — La maladie faisant toujours des progrès, la vue des aliments et des boissons qu'on lui présente l'irrite et le met en fureur. Il quitte alors tout-à-coup la maison de son maître. Sa démarche est incertaine, mal assurée ; souvent il tombe ; le poil est hérissé, l'œil hagard, fixe, brillant ; la tête est basse et la gueule pleine d'une salive ou bave écumeuse, jaunâtre et dégoûtante. Il court sur les autres chiens qui l'*évitent* ordinairement, en secouant la tête et en aboyant d'une manière *particulière*, comme pour avertir les autres chiens du danger. Le chien enragé semble lui-même faire de vains efforts pour aboyer ; de temps en temps, il paraît éprouver des moments de calme suivis d'accès de fureur, qui reviennent par intervalles irréguliers ; il recommence alors ses scènes de carnage et de désolation. Cet état ne dure heureusement que peu de temps, car, au bout de 30 à 36 heures, l'animal fatigué, épuisé, meurt dans des convulsions.

Voilà le tableau le plus exact de tous les symptômes qu'on remarque chez un chien *menacé*, puis *atteint* de la rage. La tristesse, l'abattement, la solitude, le dégoût des aliments caractérisent le premier degré ; — l'horreur de l'eau, des accès de fureur, l'envie de mordre, une salive jaunâtre, écumeuse, caractérisent le second degré.

Si chacun de ces signes *isolé* n'est pas d'une certitude absolue, le *concours* de plusieurs est *décisif*, et il n'est pas facile de se tromper, d'après le tableau que nous venons de tracer.

Epidémie, Endémie, Contagion, Infection.

L'*épidémie* attaque, en même temps et dans le même lieu, un grand nombre de personnes à la fois, et tient à une cause commune et générale, survenue *accidentellement*.

L'*endémie* tient à des causes *locales* et particulières à certains climats et certaines contrées, et qui y règnent constamment ou à des époques fixes : telle est la cause de la *fièvre jaune* des Antilles.

La *contagion* est la transmission d'une maladie par l'effet d'un contact *médiat* ou *immédiat*. Les maladies *contagieuses* sont celles qui se communiquent d'un individu malade à un individu sain, par *contact* ou inoculation d'un virus solide ou fluide, susceptible de se régénérer, comme dans la propagation de la syphilis, de la rage, du charbon, de la morve, ou par exhalaison et absorption *miasmatiques*, à l'aide d'un virus en suspension dans l'air qui lui sert de véhicule. Dans ce dernier cas, on donne plus particulièrement à la maladie le nom d'*infection* : c'est le mode de contagion de la peste, du choléra, etc.

Ces diverses affections ne rencontrent pas, chez tous les individus, les mêmes dispositions à être contractées et reproduites ; de là la *force de résistance* de certaines personnes aux maladies épidémiques. Celles qui la possèdent au plus haut degré sont celles dont le sang est le moins appauvri, soit par une mauvaise alimentation, soit par des maladies antérieures, soit par certains vices héréditaires.

Les grandes épidémies, les épidémies *meurtrières* dont l'histoire cite plusieurs exemples, sont des *crises* de la nature qui ont pour objet la *conservation de l'espèce*. Elles ont lieu, à des époques éloignées, quand le sang des populations, par l'incurie ou l'ignorance de ceux qui devraient les éclairer, est parvenu à un état de *dépravation* plus ou moins avancé. Alors, la condition *prédisposante* (l'altération du sang) existant partout, il suffit d'une *étincelle* pour que le fléau se développe et continue sa marche, comme un vaste incendie, s'éteignant sur ses derrières, à mesure qu'il détruit les ressources qui l'alimentaient, se ravivant, au contraire, devant lui, parce qu'il trouve à sa portée les élémens nécessaires à sa propagation. Les épidémies, en frappant un sang altéré, dégénéré, *dépravé* en quelque sorte, partout où elles le rencontrent, arrêtent sa propagation et contribuent ainsi à la régénération de l'espèce : l'excès du mal amène le bien. A ce point de vue, c'est un bienfait de la nature...

La mortalité serait *dix fois moindre* dans nos armées, si l'on imposait à chaque soldat l'obligation de se *purger* tous les trois ou quatre mois. Cela se verra un jour, quand l'hygiène militaire aura fait des progrès et que les gouvernemens comprendront mieux leurs propres intérêts et ceux de l'humanité.

L'indication précise, à *l'approche* des épidémies contagieuses ou non, est de purifier la masse des fluides, d'en améliorer la nature. Cette modification consiste à accroître la quantité de la *globuline* du sang et à en soustraire les particules les *plus tenues*, celles précisément qui, dans l'acte respiratoire, pendant l'*infection*, sont exhalées dans l'air, où elles restent suspendues et forment alors, autour du malade, si elles ne sont pas dispersées par la mobilité de l'air ambiant ou par les vents, une atmosphère contagieuse pour tous ceux qui y sont plongés. On n'y parvient que par une médication interne : l'emploi des évacuants et particulièrement des *purgatifs*, concurremment avec une alimentation substantielle.

La plus simple prévoyance conseille à chacun d'en agir ainsi, non seulement dans son intérêt privé, mais encore dans celui de sa famille et de la société entière, car s'il est atteint de la contagion aërienne, il devient lui-même un *foyer* d'infection pour toutes les personnes qui l'entourent (voir l'article *choléra*).

C'est ici le lieu de dire que nous croyons peu à la *contagion miasmatique*, à l'aide d'émanations de la peau des malades ou d'exhalaisons des cadavres de gens qui ont succombé à une maladie contagieuse. Cependant nous admettons qu'un ballot de *laine*, provenant d'un pays infecté, puisse propager la maladie, en raison de l'extême perméabilité de cette substance à l'air.

— 134 —

Syphilis.

On désigne ainsi une affection multiforme et complexe, ou plutôt un groupe d'affections très diverses, procédant toutes d'une cause première, de l'action d'un *virus* qui se transmet d'un individu affecté à un individu sain, par contact immédiat et surtout par le coït, quelquefois aussi par inoculation ou simplement par son application sur la peau dénudée ou sur une membrane muqueuse.

Les phénomènes divers de la maladie vénérienne se développent ordinairement dans l'ordre suivant : la blennorrhagie, les chancres, les bubons, les excroissances, les végétations, puis les diverses formes de la *syphilide*, dans lesquelles sont comprises les ulcérations du voile du palais, des orteils, de l'anus, des organes sexuels, l'ozène syphilitique, etc. ; enfin, les douleurs ostéocopes, les périostoses et les exostoses.

De ces symptômes, les uns sont *primitifs*, c'est-à-dire qu'ils résultent immédiatement de l'action du *virus* vénérien sur la partie où on les observe ; — les autres sont *consécutifs*, c'est-à-dire qu'ils proviennent d'une infection *constitutionnelle* plus ou moins ancienne. La blennorrhagie et les chancres sont des symptômes primitifs ; les chancres surtout caractérisent la syphilis primitive ; le bubon inguinal forme pour ainsi dire la *transition* de l'infection primitive à la syphilis constitutionnelle ; tous les autres symptômes énumérés ci-dessus sont *consécutifs*.

D'après ce qui précède, il est évident que cette maladie tient essentiellement à un vice du sang, *héréditaire* ou *inoculé*. Dans l'un et l'autre cas, l'indication à remplir est de modifier profondément la masse des fluides. On n'y parvient que par deux moyens : l'emploi des évacuants et particulièrement des *purgatifs*, et une alimentation très substantielle. Les premiers agissent en soustrayant du sang la partie la plus fluide, celle qui est viciée, altérée, soit *originairement*, soit par *inoculation* ; une alimentation substantielle répare ces pertes, remplit le vide formé, en fournissant au sang une nouvelle quantité de *globuline*, qui l'enrichit et le régénère.

Par cette seule régénération du sang, sans aucun autre traitement, tous les symptômes syphilitiques disparaissent. L'écoulement blennorrhagique se tarit, les ulcères se ferment par suite de la suppression de l'humeur qu'ils sécrétaient, la matière des bubons ou poulains se résorbe, les excroissances tombent ou s'exfolient, les douleurs ostéocopes cessent, les exostoses se réduisent, les périostoses s'arrêtent.

Comment ces phénomènes se produisent-ils? Par la simple résorption et l'élimination des *fluides* qui y donnent naissance; et la guérison se porte simultanément sur tous les points attaqués, ce qui démontre, d'une manière irréfragable, que tous ces symptômes sont dûs à une *seule* et *même cause*.

Quand la masse des fluides est viciée, comme elle l'est dans les affections syphilitiques, il est absurde de traiter *localement* et *isolément* une blennorrhagie, un bubon, un ulcère, etc.; quand un symptôme cesse, par l'effet d'une simple métastase, il en apparaît un autre; c'est que tous sont liés entr'eux par une commune origine, et que si l'on n'attaque pas la *constitution même du sang*, tous les fluides auxquels il donne naissance, puisant sans cesse à cette source dépravée, ne tardent pas à manifester leurs effets sous d'autres formes.

Il arrive cependant quelquefois qu'en suivant la médication *évacuante*, on trouve de l'avantage, pour accélérer la guérison, à provoquer, à l'aide de cataplasmes, la maturation des bubons ou poulains. On incise même, s'il le faut, la tumeur qui tarde à s'ouvrir, et on la panse ensuite avec un *détersif*, tel que l'onguent d'arcœus. Par ce moyen, la majeure partie du pus formé trouve immédiatement une issue au dehors, tandis que par l'effet de la purgation, le reste est résorbé et évacué par les selles.

Nous ne dirons rien du traitement *mercuriel*. Nous croyons qu'il n'est pas *nécessaire* et que c'est à lui et non à la maladie elle-même que sont dûs la plupart des accidens consécutifs. Un grand nombre de malades sont forcés de renoncer à l'usage des *mercuriaux*, à cause de la salivation et des autres accidens que déterminent ces médicamens. Il est reconnu que le mercure agit toujours, quelque soit son mode d'administration, d'une manière très active et très malfaisante sur l'organisme, comme il est aussi reconnu qu'on guérit les affections syphilitiques les plus invétérées, sans avoir recours à ce dangereux *spécifique*. Il y a donc lieu d'être surpris de la ténacité qu'on met à le prescrire encore journellement.

Les préparations mercurielles et les préparations d'or devraient être à jamais proscrites du traitement des affections syphilitiques. On peut dire de leurs effets, qu'ils sont réellement plus à redouter que le mal lui-même.

Blennorrhagie (Gonorrhée, Chaudepisse, Uréthrite, Uréthro-vaginite.)

La blennorrhagie se transmet ordinairement par le contact des organes sexuels d'une personne saine avec ceux d'une personne malade ; elle peut néanmoins, dans quelque cas, se développer *spontanément* entre deux personnes saines et acquérir un caractère contagieux.

Elle se manifeste ordinairement du deuxième au huitième jour, et débute par une sensation de chatouillement et de constriction au bout de la verge. Cette excitation devient, vers le deuxième ou troisième jour, une cuisson très incommode. Les bords de l'ouverture du méat urinaire sont collés par une mucosité qui suinte de l'intérieur du canal ; on éprouve des besoins d'uriner, et l'expulsion des urines, est accompagnée d'une douleur vive et quelquefois brûlante, qui a fait donner à cette maladie le nom de *chaude-pisse*. Du sixième au huitième jour à peu près, l'écoulement devient plus abondant, s'épaissit, est opaque comme du lait, puis se colore en *jaune* ou *vert*. Les phénomènes inflammatoires persistent jusqu'au douzième, quinzième ou vingtième jour, puis ils décroissent ; l'écoulement diminue, prend une teinte jaune, puis blanche, devient plus lié, plus visqueux, et disparaît enfin, ordinairement, vers le trentième au quarantième jour.

Deux cas peuvent se présenter dans le traitement de cette maladie : elle est à l'état *aigu*, ou elle est passée à l'état *chronique* ou ancien. Dans ce dernier cas, l'emploi des évacuants et particulièrement des *purgatifs*, pris deux ou trois fois par semaine, amènera une guérison prochaine.

Dans le cas où la blennorrhagie est à l'état *aigu*, il y a plus d'avantage à suivre la marche même de la nature, c'est-à-dire à laisser la phlegmasie *suivre son cours*, en en *accélérant* seulement la terminaison. On arrête ensuite, à l'aide d'un dérivatif, le dernier suintement. Pour cela, on aura recours à l'emploi de la poudre suivante :

Poudre diurétique.

Sucre blanc pulvérisé. . . . . 500 gram.
Gomme arabique pulvérisée. 300
Nitrate ou azotate de potasse. 10

Mêlez et divisez-en 16 paquets d'environ 50 grammes chaque.

On commencera l'usage de cette poudre, quelques jours après que l'écoulement se sera déclaré. Pour cela, on en introduira, chaque jour, un paquet dans une bouteille que l'on remplira d'eau : on agitera pour faire fondre la poudre, et l'on prendra cette tisane, par petites verrées, dans la journée.

Pour boisson durant le repas, pendant l'usage de cette poudre, de la bière, du cidre ou de l'eau légèrement rougie.

Après avoir été ainsi, pendant 12 à 16 jours, soumis à cette médication diurétique, l'écoulement, de *verdâtre* ou *jaunâtre* qu'il aura été, sera devenu blanchâtre et ne devra plus tacher le linge, la période inflammatoire étant passée. C'est alors que l'on fera usage de la médication *dérivative*. L'emploi de la teinture *purgative*, répété tous les deux ou trois jours, amènera en peu de temps la suppression *totale* de l'écoulement.

A défaut de la *teinture purgative*, on pourra avoir recours à l'usage de la *potion* suivante, qui jouit de propriétés analogues et dont l'efficacité a été depuis longtemps reconnue.

Potion balsamique, émulsive.

Baume de copahu pur.	50 gram.
Solution concentrée de potasse. . . .	10
Eau distillée de menthe poivrée. . . .	50
Eau commune.	50
Sirop de capillaire.	60
Acide nitrique alcoolisé.	1

On prendra par jour 3 ou 4 cuillerées à bouche de cette potion, une heure avant ou après avoir mangé, en mettant entre chaque cuillerée trois ou quatre heures d'intervalle. On prendra, si l'on veut, immédiatement, un verre d'eau sucrée.

On agitera la fiole chaque fois qu'on en prendra.

On devra s'abstenir d'une manière absolue, pendant l'usage de la potion et au moins *trois semaines après*, de bière, café, eau-de-vie, punch, liqueurs, vin chaud. On se tiendra seulement à l'eau rougie.

Tel est le traitement qui a toujours le mieux réussi.

On le voit, dans cette médication, tout tend à suivre l'indication de la nature : c'est aussi la médecine *du symptôme*, mais interprétée d'une toute autre manière qu'on ne le fait généralement, puisqu'au lieu de *combattre*, *d'entraver*, *d'arrêter* la marche de la phlegmasie, on la *seconde*, en développant l'irritation et lui faisant faire, en 15 ou 18 jours, le trajet qu'elle aurait été 30 à

40 jours à parcourir ; — puis, quand la période inflammatoire est passée et que l'écoulement s'est en quelque sorte tari de lui-même, on *arrête*, à l'aide de *dérivatifs*, le *suintement* qu'il laisse après lui. Ceux-ci, en soustrayant au sang une portion de sa partie la plus fluide, opèrent la résorption des dernières gouttes du produit de la sécrétion morbide, et le canal de l'urèthe cesse d'être le foyer de cette sécrétion. — C'est ainsi qu'on arrive à la guérison complète et radicale de la blennorrhagie.

Combien ce traitement est supérieur à celui basé sur l'emploi des caustiques et des injections astringentes ! Est-il rien de plus dangereux, de plus compromettant pour la santé des malades que ce traitement abortif ? A combien de fâcheuses métastases n'expose-t-il pas ! l'inflammation des testicules, l'ophtalmie, les maux de gorge, les excroissances à l'anus, etc., et ce qu'il y a de non moins à craindre, le rétrécissement du canal de l'urèthre, qu'on *tanne* en quelque sorte à l'aide de ces styptiques. Et tout cela, pour avoir voulu *entraver*, *enrayer* la marche d'une phlegmasie, utile à la purification du sang, qu'il est préférable, sous tous les rapports, de *seconder*, de faciliter, résultat qu'on peut obtenir, tout en en *accélérant* la marche.

Manie (folie).

Comme l'hypocondrie et la mélancolie, la manie, provoquée souvent par les mêmes causes, semble avoir également son siége principal dans la région épigastrique ; et, en effet, c'est de là, en quelque sorte, que se propagent, par une espèce d'irradiation, les accès de manie.

Au prélude des accès, les aliénés se plaignent d'un resserrement dans la région de l'estomac ; ils éprouvent du dégoût pour les aliments, ils ressentent des ardeurs dans les entrailles, ils sont constipés, ils éprouvent des agitations, des inquiétudes vagues, des terreurs paniques, ils ne dorment pas, et enfin arrive toute cette série de propos, de gestes, de cris et mouvements désordonnés qui caractérisent la folie.

Des chagrins profonds ; une ambition démesurée, une dévotion outrée, un amour malheureux, les excès de table, l'intempérance, etc., sont les causes les plus fréquentes de la folie. Celle-ci peut-être due aussi à un état de pléthore, à une chute sur la tête, à la disparition d'une dartre, à la suppression des hémorrhoïdes ou de toute autre affection qui se serait principalement portée vers le cerveau.

Les évacuants sont employés avec avantage pour combattre la folie, soit qu'elle tienne à une affection du tube intestinal, soit qu'elle ait son origine dans une métastase vers le cerveau, ou seulement dans un épanchement séreux ou sanguin dans cet organe. Dans le premier cas, ils agissent en modifiant avantageusement l'état de l'organe par l'amélioration de l'état des fluides; dans le second, en opérant une résorption des liquides épanchés ou infiltrés. Quelle que soit, au reste, la manière d'agir des évacuants dans cette affection, on cite un grand nombre de cas de guérison, opérés par les purgatifs. On doit donc tenter cette médication, concurremment avec une alimentation plus substantielle, en s'abstenant surtout de l'usage des spiritueux.

Asphyxie.

On donne le nom d'asphyxie à toute suppression de la respiration, quelle qu'en soit la cause, assez persistante pour entraîner la suspension de la circulation et celle de l'action du cerveau, et produire un état de mort apparente.

Asphyxie des noyés.

Avant d'indiquer ce qu'il convient de faire dans ce cas, commençons par déclarer que nous ne connaissons pas de préjugé plus absurde, plus coupable, que celui qui suppose qu'on ne doit pas toucher à un corps et le transporter sans la permission d'un commissaire ou d'un homme de loi. Jamais pareille défense n'a été faite. Il est impossible de calculer le nombre de victimes de cet étrange préjugé.

Ceci posé, comme il est démontré qu'un individu peut rester plus ou moins longtemps dans l'eau sans périr, on doit lui administrer, le plus promptement possible, les secours dont nous allons parler. On devra y apporter d'autant plus de persistance, que l'on a vu des noyés revenir après deux, quatre, six, huit et même dix heures d'asphyxie.

Traitement. On le commencera dans la maison la plus voisine. On se gardera bien de suspendre le noyé par les pieds : on évitera également de lui donner de fortes secousses pour le rappeler à la vie. On coupera avec des ciseaux les vêtements humides du noyé; on le couchera sur le côté droit, dans un lit bas et modérément chaud, la tête un peu plus élevée que les pieds; on soutiendra la tête par le front, en l'inclinant légèrement; puis on écartera les machoires et l'on promènera les doigts dans la bouche, pour en faciliter la sortie de l'eau, du mucus et des autres corps qui pourraient s'y trouver.

On passera sous le nez des allumettes soufrées, ou bien on fera respirer à plusieurs reprises de l'alcali volatil, de l'eau de Cologne, du vinaigre. Pendant qu'on administrera ces secours, une autre personne cherchera à réchauffer *lentement* le corps. Dans ce but, on appliquera de la laine chaude sur le ventre, on posera des briques ou des bouteilles d'eau chaude à la plante des pieds, aux creux des aisselles, aux aînes; on promènera sur le corps un fer à repasser, échauffé, ou une bassinoire, contenant un peu de cendre chaude. On fera des frictions générales avec une brosse sèche, avec de la flanelle chaude et même avec de l'eau. Après ces premières frictions, on en fera d'autres avec de la flanelle trempée dans de l'eau-de-vie camphrée.

On chatouillera les lèvres et l'intérieur des narines avec une plume ou quelque autre corps léger. On insufflera de l'air dans les poumons, soit par la bouche, soit par les narines.

Si l'on a une seringue à sa disposition, on donnera un lavement préparé avec de l'eau dans laquelle on aura fait dissoudre 125 grammes de sel de cuisine, — ou bien avec *trois* parties d'eau et *une* de vinaigre.

Lorsque le noyé est revenu à lui et *qu'il peut boire*, on lui donne, de 5 minutes en 5 minutes, une cuillerée d'eau-de-vie ou d'eau de Cologne coupée avec deux parties d'eau. Si les boissons donnaient lieu à des envies de vomir, on administrerait deux ou trois grains (10 à 15 centigrammes) d'émétique dans deux verres d'eau. On donnerait au contraire quelques cuillerées de vin chaud, s'il survenait des selles.

Le noyé, loin de se rétablir, reste-t-il sans connaissance, le visage rouge, violet ou noir, les yeux étincelants, les membres flexibles et chauds : on doit pratiquer une saignée au pied et, mieux encore, à la veine jugulaire (au cou). On se gardera bien d'avoir recours à la saignée, si le corps est froid et les membres raides. S'il ne se rétablit point, on fait *brûler* sur le creux de l'estomac, sur les cuisses et sur les bras, de petits morceaux d'amadou, de liége ou de papier.

Asphyxie des pendus.

Les secours réclamés par les *pendus* sont presque semblables à ceux que l'on administre aux noyés. La raison dit qu'il faut, dans ce cas, avant tout, dégager le pendu des liens qui lui serrent le cou, en coupant la corde et en desserrant le nœud. Ici, il n'y a pas nécessité, ainsi qu'on

le pratique pour le noyé, de réchauffer le corps. On jet-
tera, au contraire, de l'eau froide sur la face, et on fera
une saignée au pied ou à la jugulaire,

Asphyxie par la vapeur du charbon.

Chacun connaît les dangers que l'on court en s'exposant
à la vapeur du charbon, dans un appartement clos et peu
vaste, La privation d'air respirable est la cause de l'asphyxie qui en est si souvent la suite. La première chose à
faire, en entrant dans l'appartement où se trouve un asphyxié, est d'ouvrir au large les portes et les fenêtres, afin
de renouveler l'air au plus vite. On le déshabille ensuite
et on le couche sur le dos, la tête et la poitrine un peu
plus élevées que le reste du corps, pour faciliter la respiration. On promène sous son nez des odeurs pénétrantes,
telles que celle d'une allumette soufrée, celle de l'alcali
volatil, et on a soin d'irriter la plante des pieds, la paume
des mains et tout le trajet de l'épine du dos avec une
forte brosse de crin. On stimulera, par des premières
pressions répétées sur le ventre et la poitrine, le jeu des
organes de la respiration. On évitera de coucher l'asphyxié
dans un lit chaud et de lui faire des fumigations de tabac.

On fera un mélange de trois parties d'eau et d'une de
vinaigre. On administrera de cette eau au malade et on
lui en fera des aspersions et des frictions sur la surface
du corps. On lui en donnera un lavement, puis, quelques minutes plus tard, on lui admistrera un autre lavement d'eau froide contenant en solution 100 grammes de
sel de cuisine et 50 grammes de sel d'Epsom (sulfate
de magnésie).

Quand l'asphyxié aura été rappelé à la vie, il devra
être couché dans un lit chaud. On lui donnera ensuite
quelques cuillerées d'un vin généreux, Beaune, Madère,
Malaga, ou bien du vin chaud sucré.

Tous ces secours doivent être administrés avec la *plus
grande promptitude*, et continués pendant longtemps,
lors même que l'individu paraît mort. On a vu des personnes revenir à la vie, huit ou dix heures après l'évé-
nement.

Asphyxiés des fosses d'aisance.

Comme dans l'asphyxie par la vapeur de charbon, les
premiers secours à porter consistent à exposer les malades au grand air, à les asperger avec de l'eau froide, à
les frictionner avec une forte brosse de crin. On leur promène en même temps sous le nez un flacon contenant du
chlorure de chaux.

Si ces soins étaient insuffisants, on pratiquerait une saignée au bras; on administrerait un bain, au sortir duquel on placerait le malade dans un lit chaud et l'on continuerait à faire des frictions sur l'épine du dos. Enfin, on recourrait, au besoin, aux vésicatoires et aux sinapismes aux pieds.

Brûlure.

Si la brûlure est *superficielle*, on plongera immédiatement la partie brûlée dans l'eau *froide*, à laquelle on pourra ajouter quelques cuillerées d'extrait de Saturne. On renouvellera ce liquide au fur et à mesure qu'il s'échauffera.

On emploie encore un très-bon moyen qui consiste à râper, à l'aide d'un couteau, des pommes de terre et à en appliquer la *pulpe* sur la partie brûlée. On renouvelle incessamment pour empêcher de s'échauffer, et on prolonge ces soins pendant plusieurs heures.

Quand l'irritation est diminuée, quand le malade ne souffre plus, et seulement au bout de quelques jours, on doit ouvrir les *cloches*, s'il en existe. A cet effet, on pratique avec une épingle une ou deux petites piqûres et on laisse écouler la sérosité.

Toutes les parties dépouillées d'épiderme et celles qui correspondent aux cloches doivent être recouvertes de papier Joseph, percé de petits trous et enduit d'un liniment *oléo-calcaire* (huile de noix et eau de chaux) que l'on renouvelle souvent.

On *accélère* beaucoup la guérison en prenant, dans les 24 heures, une ou deux *doses purgatives*. Le reste de la sérosité est entièrement résorbé; l'inflammation, s'il y en a, cesse, et la cicatrisation a lieu en très-peu de temps. L'effet du purgatif est remarquable dans ce cas.

Si la brûlure est *profonde*, s'il y a une vive inflammation et de la douleur, on calmera celle-ci en saupoudrant la plaie avec une *très-petite* quantité d'*acétate de morphine*; on la recouvrira avec du papier Joseph imprégné de liniment oléo-calcaire, on posera par-dessus un léger cataplasme de farine de lin, on lavera à chaque pansement la plaie avec de l'eau tiède, et on administrera une *dose purgative* tous les deux jours. La guérison s'opèrera rapidement.

Table alphabétique.

Du même,

Pour paraitre prochainement.

TRAITÉ

de

L'HUMORISME

MODERNE,

avec ses principales applications.

9 782019 285678